ワクチンの罠

効果がないどころか超有害！

船瀬俊介

イースト・プレス

知らないことは罪である。
知ろうとしないことは、さらに深い罪である。

まえがき

「ワクチン」を打ってはいけない！

「ワクチンの正体は〝生物兵器〟である」

こういえば、ほとんどの人が反発するはずです。耳を疑うというより、反射的にこの本を閉じたくなるでしょう。

それでも心をしずめて読み進んでください。私たちはこれまで、信じてきたものに何度も裏切られてきました。東日本大震災での原発事故もそうだったはずです。

同じようにワクチンも、私たちの〝常識〟を真っ向から裏切ります。

「インフルエンザ・ワクチンは効きません」

「ウィルスを学んだ者には常識です」

国立公衆衛生院（現・国立保健医療科学院）感染症室長をつとめていた母里啓子（もりひろこ）医学博士は、このようにきっぱり断言します。

あなたの〝常識〟は、さらに崩壊していくことでしょう。効かないワクチンを、なぜ政府は勧めるのか？　そもそも新聞には「効かない」なんてひと言も書いていない。テレビでも報じられていない。なぜ……？

あなたの困惑と疑問は、さらに深まるでしょう。

この本の内容は、多くの人にとって初めて聞くこと、知ることばかりです。まさかと驚くこともあるでしょう。

「そんな怖い話は知りたくない！」

いいえ、本を置きたくなっても、ページを繰り続けてください。

「知らないことは罪である。知ろうとしないことは、さらに深い罪である」

この警句は「知らない」ことの危うさを訴えています。

「知る」ことはすなわち「生きる」ことです。裏を返せば、「知らない」ことは「命の危険」と直結しています。ときには死という惨劇にあなたを導くこともあるのです。

本書で扱う「ワクチンの罠（わな）」も、まさに「知らない」ことが命とりになります。この本は、あなたやあなたの愛する家族が、そんな恐ろしい罠にかからないためのガイドブックです。

本書で、明らかにしているのは――。

・ワクチンは「劇薬」――命にかかわる危険もある毒物！
・一〇〇種近い「有毒成分」をふくむ――中身は〝毒物エキス〟！
・「後遺症」「死亡」が続発――政府もマスコミも隠している！
・感染症を防ぐことはできない――科学的根拠はいっさいなし！
・ワクチンは「生物兵器」――真の目的は病人を大量生産すること！
・「獣の血」でつくられている――サル、ウシ、ブタ、ウマ、ネズミなどが原材料！
・子宮頸がんワクチンのウソ――ウィルスは無関係だとＦＤＡが公表！
・不妊剤で「断種」する――子宮頸がんワクチンの真の目的！
・ポリオ・ワクチン――三二年間、患者ゼロでも強行！
・日本脳炎ワクチン――一年で患者三人、副作用のリスクは一億倍！
・ジフテリア・ワクチン――接種で患者が三〇〇〇倍に爆発増！
・種痘が「天然痘」を大流行させた――〝ジェンナー神話〟のねつ造！
・「発達障害」の原因にも――接種によって、ＡＤＨＤが三二七パーセント増加！
・「人工ウィルス」とのマッチポンプ――エイズ、ＳＡＲＳ、鳥インフルエンザの真実！
・究極の目的は「人口削減」――世界人口を一〇億人に減らす「アジェンダ21」計画！

世界人口を一〇億人に減らす計画など、ただただ唖然とするばかりです。しかし、地球を支配するひと握りの〝かれら〟は堂々とこの計画を採択し、今日もひそかに世界の裏側で事を進めています。

ワクチンの三大目的は「感染させる」「病気にさせる」「早く死なせる」です。まさに生物兵器であり、幼い子どもたちの体に埋め込む〝時限爆弾〟そのものです。

めまいがするような話ですが、決して信じられないことではありません。なぜなら〝かれら〟は、私たちを人間とみなしていないからです。早くいえば、家畜を屠殺する感覚なのです。

私たちは、このような悪魔のたくらみに従うわけにいかない。
私たちは、立ち向かわなければならない。
私たちは、子どもたちの未来を守らなければならない。

その第一歩は「知る」ことから始まります。
「知る」ほどに、私たちは強くなれます。
さあ、ページを繰ってください。

ワクチンの罠　目次

まえがき　「ワクチン」を打ってはいけない！　3

第1章　「子宮頸がんワクチン」の真実

「子宮頸がん」の原因はウィルスではなかった　16
ワクチン〝強制接種〟の時代がやってくる　19
後遺症の本当の恐ろしさを知ってほしい　21
〝ワクチン総本山〟厚労省を問いただす！　24
三二年間「患者ゼロ」でもワクチンは必要か　28
なぜ届かぬ、被害者たちの声　31
巨大製薬メーカーと医師の〝黒い癒着〟　34
激痛、けいれん、失神……そして、死亡　37

本当の被害者数は「二〇万人」以上？　39
「三種混合ワクチン」の災禍を思い出せ　43
一〇万人中、効果があるのは多くて「七人」　46
検診で見つかるがんは〝がんもどき〟　48
がん死者の八割は「がん治療」で殺されている　51
子宮頸がんワクチンで「不妊症」に？　54
命を守るために「医薬品添付文書」を読もう　57
子宮頸がんワクチンを〝丸裸〟にする　59
こんなに恐ろしい「副作用」のすべて　63

第2章 効果ゼロの「インフルエンザ・ワクチン」

集団接種で〝殺された〟少年の悲劇　68
ワクチンのウソを暴いた「衝撃の書」　70

母里啓子博士に「真実」を聞いた　73
インフルエンザ・ワクチンを〝丸裸〟にする　76
ゾンビのごとくよみがえった悪魔ワクチン　81
ビル・ゲイツ財団の「真の狙い」とは　85

第3章　幼い命を奪う副作用の恐怖

注射後、わずか五分で意識不明に　90
日本脳炎の患者は年三人　93
一〇〇年前から多発している死亡被害　96
医師も警告するワクチンの有害性　101
「発達障害」「自閉症」もワクチンが原因？　106
ポリオ・ワクチンが「ポリオ患者」を生む　111
七三一部隊――人体実験とワクチンの闇　115

戦後医学界を陰で支配する元隊員たち 118
ワクチン利権のルーツがここにある 121
ロックフェラー財閥の「最終目標」 123
日本はいまや世界のワクチン実験場 126

第4章 ワクチンを〝丸裸〟にせよ！

ウシ、ブタ、トリ……〝獣の血〟が体内に 130
風疹は三日で治る「軽度の感染症」 134
ジフテリア、破傷風、百日咳の「感染可能性」 136
ヒブ――「抗菌剤」の乱用が悪化の原因？ 138
ロタウィルス――必要以上に怖がることはない 141
おたふくかぜ・はしか――かかるなら小さいうち 142

第5章　ワクチンはこうして誕生した

〝予防接種の父〟ジェンナーの大罪　146
「ワクチン神話」はこうして崩壊した　150
ロックフェラー、ロスチャイルドの「医療支配」　154
金融、メディア、軍事……すべてを掌握　157
ロックフェラーは薬を飲まない　161
ワクチンの「在庫処分」が行われている　165
もはやこれは〝陰謀〟ではない！　169

第6章　医療マフィアが推進する「人口削減計画」

ウィルスもワクチンも「生物兵器」だ　174
四〇年前に起こった「ニセ豚インフル」騒動　177

恐怖の「マイクロチップ」埋め込み計画 181
勇気ある女性ジャーナリストの告発 185
「湾岸戦争症候群」の真相とは 187
ファシズムは〝忍び足〟で迫ってくる 190

第7章 子どもたちの命と未来を守るために

医療の「九割」がなくなれば健康になる 196
〝死の教会〟の司祭、ロックフェラー財団 198
若者の「突然死」はなぜ起こるのか 200
ワクチンを拒否した人はがんにならない 202
闇に葬られた「予防接種禁止条例」 204
「人類支配」はこうして行われている 206
生物兵器「鳥インフルエンザ」の猛威 209

「エイズ・ウィルス」も人工的につくられた　212
恐怖をあおりワクチンを売りまくる　216
猛毒ウィルスをワクチンに混入？　218
世界にばらまかれている殺人ウィルス　220
ワクチン詐欺のルーツはナチスにある　223
殺人飛行機雲「ケムトレイル」の恐怖　225
驚愕の〝地球ハイジャック計画〟　228

あとがき　〝洗脳支配〟から目を覚まそう！　232

おもな参考文献　236

装幀　フロッグキングスタジオ

第1章

「子宮頸がんワクチン」の真実

「子宮頸がん」の原因はウィルスではなかった

「子宮頸がんの原因はウィルスではない」

あなたは唖然とするだろう。なぜならこれは、FDA（米食品医薬品局）の〝公式発表〟なのだから。

FDAは、日本の厚生労働省に相当する米国の政府機関だ。そのFDAが二〇〇三年に、

「HPV（ヒトパピローマ・ウィルス）感染と、子宮頸がんの発症に因果関係はない」

「HPVは危険なウィルスではない」

「感染しても自然に消滅するので、健康への悪影響はない」

と公式に認めているのだ。つまりは、米国政府が認めているということにほかならない。

この衝撃事実は、米国のジャーナリスト、マイク・アダムスによって明らかにされた。しかし日本ではまったく報道されることなく、国を挙げて子宮頸がんワクチン接種が推奨されてきた。

子宮頸がんワクチンの公的接種は二〇一〇年に始まった。一三年四月には「定期接種」に指定された。費用は国や自治体の負担となったのだ。対象は一三～一六歳の少女たち。彼女らのもとに、自治体から接種を勧める「お知らせ」が届く。親は〝義務〟だと思い込む。こうして、すでに推計三四二万人もの少女たちに打たれてきた。

ところが、子宮頸がんの原因はウィルスではなかった。この一事をもって、日本政府と巨大製薬会社によるたくらみは音を立てて大崩壊する。彼らは、次のような理屈で子宮頸がんワクチン接種を強行してきたからだ。

「子宮頸がんは、ウィルス感染によって発症する」

だから、

「少女のうちにワクチンを接種させる」

すると、

「ウィルスへの免疫がついて発がんしない」

要するに、一も二もなく「ウィルス原因説」が大前提なのだ。子宮頸がんワクチンの強行接種は、壮大なウソとペテンの犯罪だった。

医師の中にもウィルス原因説を否定する人は多い。

「子宮頸がんワクチンは効きません」

断言するのは、鶴見クリニック院長の鶴見隆史（たかふみ）医師だ。

「子宮頸がんの原因がＨＰＶといわれていますが、あれは大ウソです。ＨＰＶは弱いウィルスなので、子宮頸がんをつくる力はない。すでに米国の研究で判明しています」

　ＦＤＡとまったく同じ見解だ。

「テキサス州知事のリック・ペリーは、米国でいち早く子宮頸がんワクチン接種を法律で義務化。ところがのちに、彼が製薬会社から多額の献金をもらっていたことが発覚しました。この事実は、全米を揺るがす一大スキャンダルとなりました」

　ところが、子宮頸がんワクチンは「無効」なだけではなかった。前出のアダムス氏は、

「逆にワクチンが、子宮頸がん発生リスクを四四・六パーセントも増加させた」

と記録されたＦＤＡの内部文書を暴露している。

　これぞまさにブラックジョーク。親はみな予防効果を期待している。だから五万円近い大金を払ってまで、愛しい娘にワクチンを打たせる。それなのに、予防どころか〝発がん効果〟があったとは……。

　要するに、子宮頸がんワクチンの正体は「発がんワクチン」だ。それも「四四・六パーセント増」というハイリスク。怒りを通り越して天をあおぐ。

ワクチン〝強制接種〟の時代がやってくる

アダムス氏は断言する。

「子宮頸がんワクチンの目的は大手製薬会社の利益であり、米国政府が計画している各種ワクチン〝強制接種政策〟の地ならしです」

ワクチンは一〇〇種類近い毒物の混合エキスだ。効果がないなら、残るは毒性のみ。実際に深刻な副作用が社会問題となっている。それを米国政府は、全国民へ〝強制接種〟しようとしている。

この動きは世界各国へと広がっている。むろん、米国の〝属国〟である日本も例外ではない。

若手批評家グループ「THINKER（シンカー）」は、「子宮頸がんワクチンは、世界規模のバイオテロ」と真正面から告発する。

「自分には関係ないと思われた男性もいるかもしれません。しかし、世界の動きを見ていると、どうもそうはいっていられなさそうです。とくに最近のアジュバント（免疫増強剤）を添加した、各種の新型ワクチンがもたらす人体への長期的な影響については、不妊症を引き起こす可能性もささやかれている。子宮頸がんワクチンも例外ではありません。大げさに聞こえるかもしれませんが、ワクチン接種はもはや人類の存続問題としてみたほうがいい……」

日本では二〇一〇年八月、厚生労働省が子宮頸がんワクチン接種の予算として、一五〇億円を申請。自民党の三原じゅん子参院議員ら、女性議員が推進キャンペーンのため東奔西走し、国の全額負担を求める助成運動も各地で行われた。テレビでは、女優の仁科亜季子さんが実娘とCMに出演、ワクチン接種の必要性を切々と訴えた。

もちろん、彼女たちは善意で、真摯に活動しているのだろう。しかし、これまで述べてきたように、ウィルスは子宮頸がんの原因ではない。ならば接種政策も、推進キャンペーンも根底から崩壊する。子宮頸がんワクチンをめぐる騒動は、壮大なるひと幕ものの悲喜劇でしかない。

いまこのときも、副作用による深刻な後遺症に苦しんでいる方が大勢いる。亡くなられた方もいる。平和だった家族をある日突然失った、ご両親の苦悩も想像を絶する。

これは国際規模の大陰謀である。悪質な詐欺罪であり、傷害罪、殺人罪だ。決して許されるものではない。

後遺症の本当の恐ろしさを知ってほしい

「厚労省に、あなたたちは〝殺人省〟だ！　と言ってやりました」

悔しそうに語るのは、Tさん（五七歳）。娘のM子さん（二一歳）は、子宮頸がんワクチンの後遺症にいまも苦しんでいる。

ワクチンは二年前、内科で都合三回、接種された。費用はおよそ五万円。英国の巨大製薬会社、グラクソ・スミスクライン社の「サーバリックス」という薬剤だった。なぜ接種を思い立ったのか？

「仁科亜季子さんのテレビCMを見たからですね」

皮肉なことに、ひとり娘のことを思う愛情が仇（あだ）になった。

接種後、すぐに異様な症状がM子さんを襲った。

「腕は刃物で刺されるよう、頭は金槌（かなづち）で殴られるよう――といっていました」

初めは原因がわからず整形外科を訪ねた。しかし異常は見つからず、症状はどんどん重くなっていく。次に脳の病気を疑い、脳外科を訪ねた。MRIなど精密検査も行った。それでもやはり異常なし。どの医師も「わからない」とくり返す。訪れた病院の数は一二にもおよんだ。

腕の痛み、激しい頭痛、高熱、鼻血、めまい、座っているのもつらいほどのだるさが襲う。M子さんは衰弱し、仕事をやめざるをえなかった。

一家のお住まいは宮城県だ。東日本大震災で被災している。

「放射能を浴びたから、白血病にでもなったのではと思いました」

ある日、Tさんは、偶然手にとった雑誌に眼が釘づけになった。『女性自身』二〇一三年七月九日号の「子宮頸がんワクチンで寝たきりに」という記事。そこには、被害少女がつづった慟哭の手記が掲載されていた。

Tさんは、震えが止まらなくなるほど驚いた。手記につづられていた症状とM子さんの症状はまったく同じだった。

たとえばM子さんも、ワクチンを接種してから、食事をしただけで体に痛みが走るようになった。これも子宮頸がんワクチンの副作用のひとつ。あらゆる食べものにアレルギーが出るのだ。「痛みもかゆみも、ものすごい。米、パン、めん類……すべて食べられなくなりました。いまはジャガイモを茹でて食べさせています」

M子さんは「このまま寝たきりの一生になるのでは……」と、おびえる毎日だという。

「薬というより〝毒〟ですね。友人の娘さんも被害にあっています。日本でこんなことが起こるとは……。悔しくて安倍総理に手紙を書きました。でも、なしのつぶてです」

原因が判明してから、Tさんは M子さんと方々の病院を訪ね歩いた。そこで二人が直面したのは、医師たちの対応の異様さだった。ある内科では「子宮頸がんワクチンで……」と口にしたとたん医師の顔色が変わり、態度が急変した。

「顔もまともに見ず、言葉をにごすのです。そして『またこの日に来てください』といわれ、家に帰されました。きっと、その間に製薬会社に連絡したのでしょう。再び訪ねると『私には三人の娘がいて、全員ワクチンを打っていますが、副作用もなく元気ですよ』という。違和感ばかりが募りました」

困りはてた二人は、子宮頸がんワクチン「被害者連絡会」に相談した。

「みなさんも、お医者さんがまともに診てくれない、と悩んでいました。厚労省が裏で動いているのでしょうか？　副作用を認めると、製薬会社は賠償金を払わなければなりませんから。五七年間生きてきて、ずっとこの国は先進国だと信じてきました。でも、後進国ですよ。きれいな顔をしているけど、心はお金で腐った人間しかいません」

Tさんの、やりきれなさと怒りが伝わる。

「あまりに腹が立ったので、厚労省に電話して、『あなたたちは人の命を救う仕事をしていると思っているだろうけど、人殺しの共犯者ですよ』といいました。〝殺人省〟だと。しかし、なんの返答もありません。そのとき〝パチ、パチ……〟と音がしたので、『録音でもしているのですか？』と尋ねました。言葉をにごしていましたが、おそらく録音して、製薬会社に聞かせていると思います。さすがに気味が悪くなって電話を切りました」

最後に、Tさんは溜め息まじりでこうつぶやいた。

「悔しいです。まさか日本が〝毒薬〟を子どもたちに打つなんて、想像もしていなかったですからね……」

〝ワクチン総本山〟厚労省を問いただす！

いったいどうして、これほど恐ろしいものを認可しているのか。高橋さんご家族の思いを、厚生労働省健康局、結核感染症課に問いただした。

筆者——ワクチン被害に救済措置はないのか？　厚労省は、子宮頸がんワクチンを推奨したではないか。

厚労省——救済対象になるのは、予防接種法にもとづいた「定期接種」の方のみです。ご相談の方は一九歳で接種しているので「任意接種」ですね。救済対象外です。

筆者——「定期接種」には年齢制限があるのか？

厚労省——対象年齢は一三歳から一六歳までです。対象者には、各自治体からお知らせが届きます。現在は〝積極的勧奨〟は控えていますが、「定期接種」は続行されています。

筆者——接種は「義務」「強制」か？ 学校で打つのか？ 打たないと問題になるのか？

厚労省——いいえ、義務でも強制でもありません。予防接種法では、打っていただくほうがいいが、打たないと罰則があるわけではありません。学校ではなく、内科や小児科、産婦人科などで打っていただきます。

筆者——費用は自分で払うのか？ Tさんは五万円も払っている。

厚労省——国が定める「定期接種」ですと、ほぼ自己負担ゼロです。費用は、国や自治体が負担します。

筆者——子宮頸がんワクチンの被害者は、みな悲惨な後遺症に悩まされている。恐ろしい副作用があるではないか。

厚労省——実際にワクチンによるものかどうか、わかっていません。

厚労省が平然と因果関係を否定したことに驚く。これでは被害申請をしても突っぱねられる可能性が高い。

筆者――国が〝積極的勧奨〟をした。ならば、国の責任だろう。では、「定期接種」で副作用が出た場合、国は補償するのか？

厚労省――「定期接種」では、国の責任となりますね。

筆者――M子さんの場合は、「本人が勝手に受けたのだから、国は責任をとらない」ということか？

厚労省――PMDA（独立行政法人医薬品医療機器総合機構）で、薬害による健康被害の救済をしています。そこで救済の可能性はあります。治療費の補償や、障害が残った場合、障害年金に見合う額が支給されます。

筆者――しかし実際には、ほとんどの申請がはじかれている。理由は決まって「因果関係不明」。裁判を起こしても門前払い。「救済制度があります」というが、入口はとても狭いのが現実だ。

厚労省――それは審査をしているところでないとわかりません……。

筆者――水俣病などの公害認定を見れば一目瞭然だ。五〇年も待たされて、まだ認定されない方が多数いる。あとは、製薬会社に損害賠償を求めるしかないわけだ。

厚労省――まあ、そうですね……。

子宮頸がんだけでない。ワクチンの被害者は、最終的にはメーカーである製薬会社と、認可・推奨した国の責任を問い、損害賠償を求めて裁判で争うしかない。

ただし、相次ぐ深刻なワクチン被害に、自治体も対策を講じ始めている。

東京都杉並区は、二〇一三年五月、子宮頸がんワクチンの副作用に対して、独自の補償制度を開始。区内の中学三年生・A子さん（一四歳）が、重篤な副作用を発症したからだ。接種直後から、腕の腫れ、しびれ、歩行困難などに苦しみ、いまも学校に通えず、車いすの生活が続いている。

厚労省によれば、「自治体による救済制度は全国初」。金額は、治療を受けた日数が三日以上で三万五六〇〇円、三日未満で三万三六〇〇円が支払われる。A子さんの母親は「一歩前進」と評価しつつも、「娘はいまも登校できず、せめて塾に通わせたい。でも、この金額では赤字です……」と嘆く。

三二年間「患者ゼロ」でもワクチンは必要か

さらに、厚労省を問いただす。

筆者――そもそもＨＰＶは、子宮頸がんの原因ではない。ＦＤＡですら否定している。ウィルスが原因でないのに、ワクチンを打つなどおかしい。たんなる金儲けではないか。

厚労省――世界的に使われているワクチンですし……。日本では、二〇一〇年から公費で打つことができるようになりました。欧米では、もっと前から打っています。

筆者――世界各国で死者が続発している。「医薬品添付文書」には「劇薬」と明記されている。使い方しだいでは「人を死なせるもの」という意味だ。

厚労省――このワクチンだけ死者が多いというわけではありません。日本脳炎や風疹ワクチンでも、すべてリスクはともないます。

厚労省が、平然とすべてのワクチンに〝死ぬリスク〟がともなうと認めたことに驚く。では、〝死ぬリスク〟以上に、ワクチン接種にメリットがあるというのか。

現在の患者発生数は、日本脳炎が年に三人、ジフテリアは年に二人。くわしくは後述するが、信じがたい少なさである。日本の人口は約一億三〇〇〇万人。つまり、これら感染症にかかる確率は数千万分の一というレベルだ。宝くじに当たる確率よりはるかに低い。

ポリオ（小児まひ）にいたっては、なんと八一年以降、患者数ゼロ。それなのに、まかり間違えれば死にいたる「劇薬」を子どもたちに打つ。正気の沙汰ではない。

ところが、厚労省の担当者は必死で言い逃れをする。

筆者――感染の確率は限りなくゼロに近い。なのに、なぜワクチンを打たせるのか？

厚労省――たしかに発症者はそれだけですが、もしワクチンを打っていなかったら大流行しているかもしれません。

筆者――日本人全員がワクチンを打っているというのか。打っていない人間もゴロゴロいる。それでも発症していない。「発症しないのはワクチンのおかげ」などと、どうしていえるのか。ポリオは三二年以上、患者は出てない。二〇〇〇年、WHO（世界保健機関）すら消滅宣言をしている。

なのに、ものすごい予算をかけて〝劇薬〟を打ちまくっている。たんなる金儲けではないのか？　三種混合ワクチンだけで一〇〇〇億円以上もの血税が製薬会社に流れ、医者に流れ、あなたたちに流れ、そしてあなたたちは天下りする。こんな狂ったことが内部で問題にならないのか？

厚労省――ならない……ですね。

私の剣幕に、最後は消え入るような声になった。

製薬会社と、医療業界と、政治家と、官僚たちは、国民の命と血税を貪り、悪魔の饗宴をくり広げている。まずは厚労省に電話をしよう！　あなたの怒り、憤激、抗議をぶつけるべきだ。この国の主権者は私たちである。その権利をいま行使するのだ。それがあなたと、あなたの愛する人の命を守る最短の道だ。

さあ、いますぐ受話器をとろう！（☎03-5253-1111）

なぜ届かぬ、被害者たちの声

被害は全国で続発している。

被害者の親たちは、愛する娘を襲った異様な後遺症に直面する。やがて、被害がわが娘だけでないことを知る。親たちは連絡をとり合い、怒りがひとつに結集した。それが「全国子宮頸がんワクチン被害者連絡会」(☎042-594-1337)だ。

二〇一三年三月、発足。以来、全国から被害を訴える相談が多数寄せられている。その数すでに三〇〇件以上にものぼる。五月には、事務局長の池田利恵(としえ)・東京都日野市議と両親らが政府を訪ね、下村博文(はくぶん)・文部科学大臣に「要望書」を手渡した。

内容は、政府による被害実態の全国的な調査だ。

「小中学校を長期欠席している女子生徒が直前にワクチンを接種していなかったか、確認を求める」

「被害に苦しむ人々の実態を、各学校に周知してほしい」

子宮頸がんワクチンは、〇九年一〇月、医薬品として承認された。それが先述の「サーバリックス」である。一一年七月、米国の巨大製薬会社、MSD社の「ガーダシル」という薬剤も承認された。日本で子宮頸がんワクチンといえば、この二つのどちらかを指す。

ワクチンは、すでに一二年末までに、全国で三四二万人もの少女たちに接種された。そのうち接種を行った病院などから同省に寄せられた、痛み、まひといった副作用報告は一九二六件。うち「重症」は、死亡した一人を含めて計八六一人にのぼる。

にもかかわらず、一三年四月、「予防接種法」を一部改正。小学校六年生から高校一年生の女子に対する接種は、原則無料の「定期接種」に指定された。

「娘のためとはいえ、とり返しのつかないことをしてしまった……」

下村大臣との面会後、高校二年生の長女（一六歳）の両親は、文部科学省記者クラブで会見を行った。

スポーツ万能で元気いっぱいだった長女が、初めて子宮頸がんワクチンを接種したのは、一一年八月のこと。当時、中学三年だった。翌年、二回目の接種後、手首やふくらはぎなどに痛みを訴え始める。三回目の接種後は、症状がさらに悪化。四〇度を超える高熱が続き、二カ月間も入院した。

病院は「全身性エリテマトーデス」と診断。全身に痛みをともなう自己免疫疾患である。医師からは入院治療を勧められた。しかし、高校へ通いたいという思いから無理をして退院。ステロイド剤で症状を抑えながら通学している。

「高校からは、出席日数が足りず留年になると通告され、なんら配慮してもらえなかった」と父親（四二歳）は訴える。さらに原因は「ワクチン以外に考えられない」のに、「ワクチン接種と病気との因果関係について、医師からいっさい説明がなかった」と憤る。

母親（四一歳）は、四月から子宮頸がんワクチンが「定期接種」になったことについて触れ、「娘と同じ被害が拡大するのでは……」と懸念を表明した（『東京新聞』二〇一三年五月一一日付）。

「勇気をもって中止してください！」

厚労省ワクチン専門部会の傍聴席から、被害者の親たちの声が飛んだ。同部会が「現時点では、一時中止は必要ない」という結論をくだしたのだ。

「保護者の声を聞いてください！」

「また被害者が出ますよ！」

被害者連絡会は、独自に集めた被害者の症例を厚労省に提出し、

「接種した子どもたちに激しい痛みやしびれ、全身の脱毛など、重篤な被害が出ている」

「原因や被害の実態がわかるまで、接種を一時中止してほしい」

と要望していた。しかし、厚労省の結論は冷酷だった。

「医学的なデータに欠ける」

「根拠なく中止できない」

さらに、次の論法には唖然とする。

「被害が集中多発していないなら、中止は全体の不利益になる」

傍聴していた被害者の親たちは落胆し、悔し涙を浮かべた。

「保護者の声を聞いてほしかった」

「この時間にも、被害は増えていく」

連絡会代表の松藤美香さんは怒りをあらわにする。

「これだけの副作用が起きているのに『さらに様子を見て症例を集めよう』という発言は、理解に苦しむ。人体実験にほかならず、怒り心頭です」

巨大製薬メーカーと医師の〝黒い癒着〟

そんなさなか、とんでもないスキャンダルが噴出した。スイスの巨大製薬メーカー、ノバルティス社と、日本の大学との〝不適切な関係〟が明らかになったのだ。

発端は、同社の降圧剤「ディオバン」の臨床データの不正操作だ。指示したとされるノバルティス社の社員は、発覚直後の三月に退社し、行方をくらませている。しかも懲戒解雇ではない。不可解な点ばかりが残る。

その共犯者が、東京慈恵会医科大学・循環器内科の医師。この循環器内科に、ノバルティス社から計八四〇〇万円もの〝寄付金〟が渡されていたことが露見した。不正操作の〝謝礼〟としか考えられない。早くいえば賄賂(わいろ)だ。

ただし、米国の小児科医、ロバート・メンデルソンが「臨床データの三分の二は、ねつ造されたペテン」と痛烈に告発しているように、データの不正など驚くほどのことではない。そもそも彼らは〝白衣を着た詐欺師〟なのである。

さらにノバルティス社は、二年だけで、各大学などへ計二三六億円もの巨費を支払った事実も明らかになった。研究費や寄付、接待といった名目である。また、マスコミ発表会に懇意の医師を呼んで講演させ、高額な〝謝礼金〟を渡すケースも多いという。

さらに、呆れるスキャンダルが噴出した。

「数十万円もらってワクチン審議とは――医師と製薬会社、不透明な関係」(『東京新聞』二〇一三年四月二三日付)

厚労省の予防接種部会は、二〇一二年五月、子宮頸がん、インフルエンザ、小児用肺炎球菌の三種をふくむ七種のワクチンを「定期接種」とする提言をまとめた。これらワクチンだけで、年間の費用は一二〇〇億円。実質上、国から接種を強制される形になる市町村は、約五三〇億円もの負担増となる。すべてわれわれの血税だ。

それが利権に群がる亡者たちの懐に転がり込む。そして、巨大製薬企業にバキュームカーのように吸い上げられていく。

その評価を行ったのが、厚労省の「ワクチン評価に関する小委員会」だ。ところが、委員をつとめる医師らと、ワクチンを製造する製薬会社との〝密接な〟関係が明らかになった。

なんと、ワクチンの安全性を公的に評価するはずの委員たちが、そろって製薬会社から金をもらっていた。たとえば国際医療福祉大学の池田俊也(しゅんや)教授はファイザー、武田薬品から各五〇万円以下、他の委員はグラクソ・スミスクラインなどから五〇万円以下の金が渡っていた。

どうして、軒並み「五〇万円以下」なのか。それは二〇〇七年から厚労省が、審議会や委員会の委員に対して寄付金報告を義務化させたからだ。過去三年間、五〇万円超の年があると議決に参加することができない。よって「五〇万円以下」と、ドングリの背比べの回答になったのだ。

激痛、けいれん、失神……そして、死亡

子宮頸がんワクチンの副作用としては、おもに次のようなものがある。全身の痛み、けいれん、手足のしびれ、筋力低下、歩行困難、失神……。どれも深刻な急性症状だ。

それだけではない。さらに重い後遺症として、多発性硬化症、ギラン・バレー症候群などの中枢・末梢(まっしょう)神経疾患や、自己免疫疾患のひとつである全身性エリテマトーデス、関節リウマチなどの発症例もある。

また日本では、接種後、五六七人もの少女が失神。そのうち九割が、接種から一五分以内に失神を起こしている。倒れたときに歯や鼻の骨を折った少女は五一人もいた。(二〇一一年、厚労省発表)

さらにこのワクチンは、「すでにHPVに感染している人には、効果がない」(厚労省)と認められている。それどころか、逆に「HPVの増殖を刺激する」とは……。日本人女性の八割は、すでに常在ウィルスとしてHPVを持っている。HPVによるがんを防ぐために接種されるワ

クチンがＨＰＶを増殖させるとは、まさに本末転倒だ。
もっとも悲惨なのは、ワクチン接種で少女たちが死亡したケースだ。

・**米国……**米国の市民団体「ＮＶＩＣ」（ナショナル・ワクチン・インフォメーション・センター）は、全世界で、子宮頸がんワクチン接種後一年以内に九四件の死亡事例と、二万一七二二件の副作用事例があったと公表（二〇一一年五月時点のデータ）。
・**インド……**「ガーダシル」を一二〇人の少女に接種したところ、四人が急死。
・**英国……**二〇〇九年、接種直後に一四歳の少女が急死。一時、同国で子宮頸がんワクチンの使用が中断された。
・**オーストリア……**二〇〇七年、一九歳の女性が「ガーダシル」接種直後に死亡。
・**ドイツ……**一八歳の女性が、やはり「ガーダシル」接種後に死亡。
・**日本……**二〇一一年、「サーバリックス」を接種した一四歳の少女が、二日後に死亡。

これら悲劇が、氷山の一角であることはいうまでもない。

最後の日本の事例については、メーカー側は少女に心臓の持病があったと主張している。しかし、ワクチン接種後、わずか二日目の急死である。本当に無関係といえるか。

子宮頸がんワクチンの接種によって、失神、発熱、頭痛、筋痛など、おびただしい副作用がきわめて高い率で発生している。健康な少女でもこれだけの副作用が襲う。持病を持つ少女なら、その毒性で発作を起こし、死にいたることは十二分にありうる。

また、先述したように、ワクチン接種で四四・六パーセントも子宮頸がんが増えるという報告もある。それによる死亡者も見逃すことはできない。

本当の被害者数は「二〇万人」以上？

すさまじい副作用ラッシュ。いったい子宮頸がんワクチンの接種被害は、どれくらいにのぼるのだろうか。

表1は厚労省が公表した「副作用報告」だ。接種者の数は、推計で「サーバリックス」が二七三万人、「ガーダシル」が六九万人。厚労省に報告された副作用は「サーバリックス」が一六八一件、「ガーダシル」は二四五件、両者合わせると、一九二六件の報告が寄せられている。

表2でわかるように、この発生率は、ほかのワクチンと比べて飛び抜けて高い。

ところが、これらは氷山の一角にすぎない。なぜ断言できるのかといえば、薬事法に「製薬会社は重篤症例のみ報告せよ」と定められているからだ。

厚労省は「重篤でない」と判断された副作用についても、病院などの医療機関に報告を求めてはいる。しかし、法律で定められた「義務」ではない。報告しなくても罰則があるわけではないのだ。

副作用事故は医師にとって致命的な過失だ。被害者から訴えられる可能性もある。昇進にも響く。まかり間違えれば職を失うこともあるだろう。だから、早くいえば、彼らは本能的に隠す。

監督官庁に、ミスを正直に報告する医師はきわめて少ない。内科医の内海聡（うつみさとる）氏によると、米国で小児科医を対象に「医療事故を報告するか？」というアンケートをとったところ、「報告する」と回答したのはたった二パーセント（『医学不要論』三五館）。五〇人に一人だ。保身のため正直に回答していない可能性も考えると、実際にはさらに低くなる。

内海医師は苦笑まじりで述べる。

「日本なら、一〇〇人に一人になるでしょうね」

厚労省が公表した子宮頸がんワクチン「副作用報告」は、一九二六件。内海医師の推計にならえば、実際の副作用は一〇〇倍の一九万二六〇〇件も発症していることになる。仰天の数値

表1　子宮頸がんワクチンの副作用報告

ワクチン名	接種者数（推計）	製薬会社からの報告数	医療機関からの報告数（かっこ内は重篤件数）	合計
サーバリックス	273万人	697件	984件（88件）	1681件
ガーダシル	69万人	63件	182件（13件）	245件
合計	342万人	760件	1166件（101件	1926件

出典『東京新聞』(2013年6月12日)

表2　ほかのワクチンとの比較

ワクチン名	副作用の発生率	重篤な副作用の発生率
サーバリックス	245.1	43.3
ガーダシル	155.7	33.2
ヒブワクチン	63.8	22.4
小児用肺炎球菌ワクチン	89.1	27.5
不活化ポリオワクチン	23.8	5.3
日本脳炎ワクチン	67.4	25.7
インフルエンザワクチン	7.5	2.3

※発生率は接種100万回あたりの発生数
出典『東京新聞』(2013年6月15日)

ではないか。

ロックフェラー巨大財閥が支配する米国の政府機関、CDC（米疾病予防管理センター）ですら次のように推定している。

「実際に報告されているのは、重篤な副作用のうち一〇パーセントにすぎない」

別の米政府機関の見解はさらに絶望的だ。

「多くの医師が副作用事故を報告しないよう訓練されている。そのため、実際に報告されるのは一パーセント以下」

とても信じられない話だが、この説を裏づける証拠もある。二〇一三年三月、東京都杉並区議会で、区内の女子中学生が子宮頸がんワクチンの副作用で重い後遺症に苦しんでいることがとり上げられた。この一件が報道され、市民団体「全国子宮頸がんワクチン被害者連絡会」は結成された。

同会には、たちまち三〇〇を超える相談が殺到。しかし、そのほとんどが国に報告されていなかった。同会の発足がなければ、永遠に闇へと葬られていただろう。この現実を考えると、実際の被害者数は厚労省発表の一〇〇倍超でもおかしくない。

事務局長の池田利恵・日野市議は、「後遺症を診察した医師も、被害者自身も、ワクチンの副作用だと気づかないケースが多い」と話す。先ほどのTさん母娘もそうだった。まさか、ワクチンが原因とは思いもしない。「原因不明」として処理されたり、ほかの病名を告げられたりしたケースも無数にあるだろう。ワクチンを投与した医師すら被害の発生に気づいていない。厚労省に報告する以前の問題である。

「三種混合ワクチン」の災禍を思い出せ

過去にも、国の対応が遅れたため被害を拡大させたワクチン被害がある。一九八九年四月に導入された「三種混合ワクチン」だ。はしか、おたふくかぜ、風疹対策として、乳幼児に接種が推進された。

早くも八月、副作用と見られる無菌性髄膜炎の症例が報告された。しかし、五〇〜六〇万人の接種者に対して三人だけだったため、厚生省（当時）は対策をしないまま接種を強行した。ところがその後、同じ症例が続出し、九二年には「一〇〇〇人に一人」というレベルにまで被害者が激増。国は九三年四月、このワクチンの接種を中止した。

それでも厚生省は、当初、被害者がここまで増加していた事実を隠ぺいしていた。専門家を集めた会合でも、「決して公表しないように」と釘を刺していたというから驚きである。

事件を取材した記者の証言がある。

「国は当初、自ら調査しようとせずに、副作用報告を待つだけの姿勢だった」

「製薬会社から資金提供を受けているため、専門家も何もいわない」

「〝原子力ムラ〟と同じように、国と製薬会社、専門家による〝ワクチン村〟があった」(『東京新聞』二〇一三年六月一二日付)

この教訓をなぜ活かすことができないのか。

あらゆるワクチンは、例外なく「劇薬」に指定されている。当然、副作用や後遺症が多発する。その中でも子宮頸がんワクチンの副作用発生率は、ほかのワクチンと比べてはるかに高い。それだけ毒性がすさまじいのだ。

被害者連絡会の結成をきっかけに、目を覆いたくなる後遺症の実態が明らかになってきた。とくに接種後、数カ月もの間、歩行困難になってしまった少女には同情の声が巻き起こった。足の指が不自然に開き、けいれんが止まらない。テレビ番組で彼女の姿が放映されると、ようやくメディアの関心にも火がついた。そして、このワクチンへの不安が波のように広がっていった。

すると、これまで子宮頸がんワクチンを強力に推進してきた厚労省の態度が豹変(ひょうへん)した。一三年六月一四日には、同ワクチン接種の「積極的勧奨」を一時中止することを決定。全国の自治体へと通達された。定期接種の対象となっているワクチンの勧奨中止は、〇五年の日本脳炎ワクチン以来、二例目である。

しかし、これは被害者連絡会が要求した「即時中止」ではない。自治体から接種対象者に届く「お知らせ」を取りやめるにすぎない。

厚労省は次のように公言している。

「効果を重視して接種を希望する人のために、各自治体で無料で受けることができる『定期接種』はこれまでどおり続行する」

積極的には接種を勧めないが、「定期接種」という位置づけは変えない――この矛盾する方針に、医療現場には困惑と混乱が広がった。

「非常にわかりにくい。安全性を確認できないなら、接種じたいをいったん止めるべきだ」

「国が勧められないなら、医師としても勧められない」

こうした現場の声のほうが、ずっと筋が通っている。

一〇万人中、効果があるのは多くて「七人」

「このワクチンで効果がある可能性のある人は、全女性の〇・〇〇七パーセント。一〇万人のうち七人でしかありません！」

二〇一三年三月、参議院厚生労働委員会の議場に鋭い声が響いた。質問主は、生活の党のはたともこ議員。

あまりに低い〝効果〟に会場は騒然とする。しかもこの数値は、厚労省の機関である国立感染症研究所が一〇年七月にまとめた「HPVワクチンに関するファクトシート」にもとづくデータだ。政府の公式見解なのだ。

一〇万人の女性に子宮頸がんワクチンを打っても、予防効果の可能性はたった七人。残り九万九九九三人にメリットはいっさいない。そこに三〇〇億円超もの国費を投入する。費用対効果を考える以前の問題だ。それどころか、九九・九九三パーセントの少女たちには「劇薬」ワクチンの副作用リスクが襲いかかる。まさに狂気とかしかいいようがない。

なぜ政府は、それでもワクチンを打たせようとするのか。子宮頸がんワクチン強行の狙いは、じつは子宮頸がん予防ではなくほかにある。そう解釈すれば、狂気の推進政策の真意が見えてくる。

結論からいおう。真の狙いは人口削減のための「不妊政策」である。

もうひとつは、さまざまな病気の〝種〟を仕込む「時限爆弾」としての役割である。

要するに、ワクチンの正体は、国家を超えた〝巨大な力〟によるバイオテロである。恐るべき生物兵器なのだ。

重ねていう。すでにFDAは「ウィルスと子宮頸がんは無関係」と断定している。その事実を忘れてはならない。よって、〇・〇〇七パーセントという〝有効率〟も、推進派が苦しまぎれにひねり出したねつ造でしかない。有効率ゼロでは推進政策が吹き飛ぶからだ。はた議員の「効果がある可能性」という指摘に注目してほしい。

〇・〇〇七パーセントという数字がどこから出てきたのか。簡単に説明しておこう。

政府見解によれば、子宮頸がんを引き起こすとされる「高リスク型ＨＰＶ」は、およそ一五種類ある。そのうちワクチンの効果が確認されているのは、一六型、一八型の二種類。

しかし、日本人女性が感染する割合は一六型が〇・五パーセント、一八型が〇・二パーセントで、合わせてもたった〇・七パーセントである。そのうち九〇パーセントは自然にウィルスが排出される。よって、感染リスクは〇・〇七パーセントになる。さらに、そのうち九〇パーセントは自然治癒する。そのため「ウィルスで子宮頸がん初期段階にいたる」のは、〇・〇〇七パーセントという超ミクロの数字になるのだ。

さらにHPVは変異種が多い。政府は約一五種類と主張するが真っ赤なウソである。専門家は「一〇〇種以上ある」と指摘する。すると、さらにワクチンの効果は低くなる。

それどころではない。研究者によれば、日本人の子宮頸がんの原因は、五二型、五八型が多くを占めるという。ところが子宮頸がんワクチンは、一六型、一八型にしか効き目がない。まるで的外れである。

百歩ゆずってFDAの「ウィルスが原因ではない」という見解が誤りだったとしても、ワクチンがウィルスに効く可能性はきわめて低いのだ。

検診で見つかるがんは〝がんもどき〟

政府は「子宮頸がんに毎年一万人近くがかかり、約二七〇〇人が死亡している」と脅す。ところが、この数値がまたもやペテンなのだ。

ミリオンセラー『医者に殺されない47の心得』（アスコム）の著者として知られる、慶応大学医学部の近藤誠医師は、私の取材にこう断言した。

「検診で見つかるがんは、がんでありません」

私は驚いて「では、なんですか？」と尋ねた。すると「〝がんもどき〟です」という。決して下手な駄じゃれではなく、要するに「良性腫瘍（しゅよう）」という意味だ。

近藤医師によれば、「現代医学は、がんの定義をあきらめた」という。がん細胞とは何か、という定義さえはっきりしていないのだ。それもそのはず、細胞診断をすると、見た目がひどくてもおとなしいものや、見た目がきれいでも凶暴なものがいる。がん細胞は十人十色どころではない。百人百色、いや千人千色なので、医師にも判別がつかないのだ。

私は食い下がった。

「でも、現に医師たちは、これはがん、これはがんではないというふうに診断しています。定義がないのに、どうして診断できるのですか？」

「いい質問です。彼らは〝気分〟で決めているんですよ」

「気分で……？」

「だから、朝に『がんだ』といった標本を、夕方には平気で『がんではない』といったりするんです」

私は思わず絶句した。さらに近藤医師は、驚くべき事実を教えてくれた。

「外科が『怪しいのは全部がんにしておいて』と病理科に指示するんです」

本当はがんではないグレーゾーンの症状すら、すべてがんに仕立て上げてしまうのだ。

なぜ病院は、がんでないものをがんとでっち上げるのか。答えは、莫大な利益が転がり込むからである。日本では、がん患者ひとりあたり、総額で一〇〇〇万円以上もの儲けが出る。ちなみに米国ではその三倍、三〇〇〇万円である。

だから、たんなる胃炎のたぐいを〝初期胃がん〟とだまして胃を全摘する。欧米ではがんとみなされない大腸ポリープを、〝大腸がん〟とだまして腸を切除する。ただの乳房炎を〝乳がん〟、前立腺肥大を〝前立腺がん〟、子宮上皮炎を〝子宮がん〟……なんでもがんと診断して、バンバン手術で切りとる。

風邪をひいたときなどに口内炎ができることがあるだろう。それをがんといったらさすがに笑われる。ところが、目の届かない体内になると、たんなる炎症をがんだと言って切りまくる。しかも、切ってしまえば証拠が残らない。体のいい証拠湮滅だ。

近藤医師は、こう断言している。

「医者は、ヤクザや強盗よりたちが悪い」（『医者に殺されない47の心得』）

がん死者の八割は「がん治療」で殺されている

子宮頸がんの話に戻ろう。

厚労省は、年間約一万人が子宮頸がんにかかっていると発表している。それはこのようなペテンの極みのがん検診で、子宮頸がんに仕立て上げられた結果にすぎない。たんなる炎症を、がんだとでっち上げているだけだ。

口内粘膜が炎症を起こすように、子宮頸部の粘膜も感染によって炎症を起こす。HPVウィルスの感染でも、炎症や異形成（上皮細胞の慢性変化）を起こすこともあるだろう。それをがん検診で見つけた医師は小躍りする。

「がんだ！」

細胞病理医に標本を送る。病理医は、「怪しいものは全部がんにしろ」と指示されている。だから迷わず〝気分〟でがんにする。こうして患者は「あなたはがんです」と告げられる。その瞬間、患者と家族は、地獄の底に突き落とされる。かくして、ブラックコメディーの幕が切って落とされる。

近藤誠医師は「がんという病気の概念を広げて、人為的にがんをつくっている」と警告する。実際、医療現場では「上皮内がん」は子宮頸がんの一種として扱われている。この場合、ほとんどが性行為で感染するＨＰＶの痕跡がある。本当はＨＰＶによる炎症のたぐいでも、それだけでがんにしてしまうのだ。これぞ〝がんもどき〟。

似たようなケースに、男性の前立腺がんがある。近藤医師によれば、悪性はわずか二パーセント。残り九八パーセントは、何もしないほうがよい良性という。告知に青ざめ右往左往した人は腹立たしくなるだろう。

ちなみに、米国政府は二〇一二年、前立腺がん診断に使用されるＰＳＡマーカーを有害無益だと表明。従来の〝推奨〟を、手のひら返しで否定した。乳がんマンモグラフィー検査も同様である。

子宮頸がんワクチンの厚労省の対応とそっくりだ。ウソがばれたとき、政府や役人の逃げ足は早い。

「しかし……」

ここまで読んだ読者から、きっとこんな反論も出るだろう。

「現に、毎年二七〇〇人が子宮頸がんで亡くなっているじゃないか。〝がんもどき〟なら死ぬわけがない！」

いい質問である。結論からいえば、彼女らは「がん治療」で本物のがんにさせられたのだ。子宮頸がんに限らず、がんにでっち上げられた患者が病院に行くと、〝三大療法〟を施される。すなわち抗がん剤、放射線、手術である。

抗がん剤、放射線には強烈な発がん作用がある。たとえば、現場でもっとも使われている抗がん剤のルーツは、先の世界大戦で使用された毒ガス兵器、マスタードガスだ。そのがん死リスク、なんと四一倍……。それが抗がん剤の正体なのだ。

子宮頸がんの患者も、これら強烈発がん物質を投与され、猛烈な発がん性のある放射線を照射される。手術で輸血を受ければ、免疫力は最悪およそ五分の一に低下。すると、がん細胞は猛烈に増殖する。こうして三大療法プラス輸血で、めでたく〝がんもどき〟を、本物の悪性がんに育てるのだ。

死亡したがん患者の八〇パーセントは、がんではなく「がん治療」で殺されていたとする臨床データもある。政府が発表する子宮頸がんの年間死者数二七〇〇人のうち、少なくとも二〇〇〇人あまりは抗がん剤で毒殺、放射線で焼殺、手術で斬殺されたのだ。

米カリフォルニア大学のジェームス・ハーディン博士は、こんな研究結果を発表している。

「がん治療を受けた人の平均余命は三年。一方、がん治療を拒否した人の平均余命は一二年六カ月である」

がん治療を拒否した人は、治療を受けた人より四倍以上も長く生きることができる。がん治療こそが、がん患者を大量殺戮(さつりく)している決定的証拠だ。

厚労省は、子宮頸がんワクチンを接種した女性たちに子宮頸がん検診をあわせて勧めている。これもまた恐ろしい罠である。ここまで読まれた読者ならピンとくるだろう。たんなる粘膜の炎症を、がんに仕立て上げられるおそれがきわめて高いのだ。

子宮頸がんワクチンで「不妊症」に?

すべてのワクチンは〝時限爆弾〟だ。将来、さまざまな病気を生み出すために埋め込む〝種〟である。それを、なんと生後二カ月の乳飲み子のころから、なかば強制的に打ち始める。

子宮頸がんワクチンに込められた最悪の〝種〟は不妊剤だ。ワクチンに配合された不妊剤によって、将来、少女たちを不妊症にしてしまうおそれがある。

先ほどから述べているように、狙いは人口削減だ。実際、ビル・ゲイツ財団をはじめ巨大医療マフィアは、堂々と「ワクチンによる人口削減」をうたっている。まさに露骨な断種政策。陰謀論どころか、堂々と公言されている人口削減プロジェクトなのだ。

そんな断種政策に真っ向から戦う人物のひとりに、弁護士の南出喜久治(みなみできくぢ)氏がいる。

「わが国では、政・官・業・医・民を挙げて、ワクチン接種を推奨している。すさまじい異常な営業活動だ」

二〇一二年時点、公費助成で小中学校の女児に接種を強要していた自治体は四七市町村。東京都杉並区では、「中学進学お祝いワクチン」と題して全額公費負担で強行。ふざけているというより、もはや正気を失っている。

不妊剤と指摘される薬剤が「スクワレン」。ペットの去勢・避妊剤として開発されたものだというから驚きだ。この薬剤がふくまれたアジュバントが、子宮頸がんワクチンには配合されている。南出弁護士は述べる。

「人間に投与すると、以降、子どもを産みたくとも、いっさい、不妊治療ができない完全永久不妊症となる危険性がある」

もともとスクワレンは、人の体のいたるところに存在する物質だ。オリーブ油の成分でもあり、抗酸化作用もある。口から接種するぶんにはまったく問題ない。

しかし、注射器で血管に注入すると、体は〝異物〟と判断する。スクワレン抗体を生成し、異物を排除しようとする。その抗体が、全身に存在するスクワレンを攻撃するようになるのだ。いわゆる過剰免疫反応である。

この抗体は一度生成されると、一生、体内のスクワレンを攻撃し続ける。女性の受精卵にふくまれるスクワレンも例外ではない。結果、流産や不妊がきわめて高い確率で発生する。女性だけではない。男性もスクワレン入りワクチンを打てば、精子が攻撃され、無精子症になる確率が高くなる。

恐ろしいのは不妊化だけではない。イスラエルのある医師は、二〇〇九年、スクワレン配合ワクチンを国民全員に接種している同国政府に対し、次のような抗議文を送っている。

「スクワレンには強い神経毒がある。重度の自己免疫疾患を引き起こし、死にいたらしめることもある」

なんと致死性もあるのだ。

不妊化させる薬剤はほかにもある。たとえば「ポリソルベート80」。これは有毒非イオン系界面活性剤で、避妊作用がある。動物実験で、投与された動物の不妊化がすでに確認されている。そのほか、「トリトンX－100」という成分も不妊剤の一種だ。予防接種を口実にすることで、〝かれら〟は、どんな毒物でも自由自在に人類に注射することができる。

私は全世界に拡散している内分泌かく乱物質（環境ホルモン）も、人口削減の意図をもってばらまかれたのではと疑っている。不妊治療を行っているIVF大阪クリニックの調べでは、すでに日本では、二〇歳前後の男性の九割以上が不妊レベル。次は少女たちが狙われたということだ。

このように、子宮頸がんワクチンには隠された意図がある。がん予防効果はゼロ。一方、不妊剤による断種効果はきわめて絶大だ。こんな日本人抹殺のための〝生物兵器〟を、国を挙げて推進している。あきれたことに、与党どころか野党まで推進に賛同しているのだ。これを狂気といわずになんといおう。狂った国の末路が恐ろしい。

命を守るために「医薬品添付文書」を読もう

ワクチンの正体を知りたい。ならば、どうするか？

「医薬品添付文書」を入手しよう。すべては、そこから始まる。

医薬品添付文書とは、わかりやすくいえば、薬の「取り扱い説明書」だ。作成するのは製薬メーカー。かつてスモン病をはじめとした薬害が多発した。以来、使用者である医師・薬剤師向けに添付することが薬事法第五二条で義務化された。

製薬メーカーは、さまざまな使用上の注意をこの文書で伝える。それで何かあったときに製造者責任を免れることができる。もし薬害が発生しても、添付文書で指示した「使用上の注意」を怠ったからだと、医師・薬剤師ら使用者に責任転嫁できるのだ。つまり添付文書は、製薬メーカーの責任回避のための手段でもある。

かつて製薬メーカーは、患者への添付文書の開示を拒んできた。「読んだら、薬を飲む患者はひとりもいなくなる」と医者が嘆くほど、その正体が赤裸々に記載されているからだ。そのため、添付文書の存在すら知らない人が多かった。

しかし、目覚めつつある世論の圧力を受けて、現在はインターネットで簡単に入手することができるようになった。「薬品名」＋「医薬品添付文書」で検索すれば、誰でも閲覧することができる。

ただし、パソコンに不慣れな高齢者や障害者などが〝情報弱者〟として排除されてしまう点に問題が残る。厚労省は「インターネットで公開しているので問題なし」という。しかし、すでにEU（欧州連合）では、患者への医薬品添付文書の開示が法的にしっかり義務化されている。一刻も早く、日本でも欧州並みの情報開示がされなければならない。

医薬品添付文書は、まさに生死を分ける「命のマニュアル」である。ワクチンを接種するときや、薬を飲むときには、絶対に入手しなければならない。入手したら、眼光紙背(がんこうしはい)に徹して読み込む。それができない人は、絶対にワクチンや薬に手を出してはいけない。テレビCMで勧めているから、みんな受けているから――そんな軽いノリで手を出してはいけない。きっと、あとで悲嘆を味わうことになるだろう。

子宮頸がんワクチンを〝丸裸〟にする

では医薬品添付文書にしたがって、問題の子宮頸がんワクチンを〝丸裸〟にしてみよう。商品名は「サーバリックス」。日本でもっとも使用されている子宮頸がんワクチンだ。添付文書の冒頭には、「劇薬」「生物由来製品」とある。これはどのワクチンも同じだ。使用上の注意として、「接種不適当者」の欄には次のようにある。

①明らかな発熱を呈している者
②重篤な急性疾患にかかっていることが明らかな者

③本剤の成分に対して過敏症を呈したことがある者
④前記に掲げる者のほか、予防接種を行うことが不適当な状態にある者

副作用リスクを、製薬メーカーも恐れている。

次に「製法の概要」を見てみよう。

「本剤はＨＰＶ－一六型および一八型の組み換えＬ１カプシドたんぱく質抗原を含有する」

つまり、一〇〇以上ある変異種のうち二つにしか効かないことを認めている。

「本剤は各ＨＰＶ型の吸着ＶＬＰをＡＳ04アジュバント複合体および賦形剤と配合して調整する」

ここで不妊剤のアジュバントが登場。むろん、添付文書に不妊剤とは書けるわけはない。

「イラクサギンウワバ由来細胞内でＬ１をコードする組み換えバキュロウイルスが増殖すると、細胞質中にＬ１たん白質が発現する」

イラクサギンウワバとは何か。驚くなかれ、「蛾(が)」である。子宮頸がんワクチンの原料には、動物由来成分として蛾が使われている。

培養した蛾の細胞に、遺伝子組み換えのウィルスを感染させることで、このワクチンはつくられる。まさに、前代未聞の製法だ。むろん、蛾の細胞に由来する不純物もワクチンに混入する。それが人体にどんな作用をするかは、まったく不明。人間の体は、蛾の成分が侵入してくることなどまったく想定していない。想定外の悲劇が起こって当然である。

次は「組成」だ。

一六型と一八型の抗原体のほかには、塩化ナトリウムなど五種類しか掲載されていない。〝かれら〟が秘匿したいもろもろの薬剤・成分については、まったく表記されていないのだ。製造工程の〝原材料〟の中に、ひそかに混入されているのだろう。

「効能・効果に関連する接種上の注意」には、次の四点が記されている。

①ＨＰＶ‐一六型および一八型以外のがん原性ＨＰＶ感染に起因する子宮頸がんおよびその前駆病変の予防効果は確認されていない

ここでも一六型・一八型以外には「無効」と認めている。

②接種時に感染が成立しているＨＰＶの排除およびすでに生じているＨＰＶ関連の病変の進行予防効果は期待できない

だから少女が接種対象になる。

③本剤の接種は定期的な子宮頸がん検診の代わりとなるものではない。本剤接種に加え、子宮頸がん検診の受診やＨＰＶへの曝露（ばくろ）、性感染症に対し注意することが重要である

予防効果がないから検診を受けろ、といっているも同然だ。

④本剤の予防効果の持続期間は確立していない

なんといういい加減さだ。これだけで欠陥品だ。

さらに、「接種要注意者」がずらりと列記されている。

まず、血小板減少症、凝固障害などを持っている人。接種後、出血するおそれがあるからだ。そして心臓血管系、腎臓、肝臓、血液などに疾患を持っている人や、発育障害を持っている人。さらに、予防接種で接種後二日以内に発熱の見られた者、過去にけいれんの既往のある者、過去に免疫不全の診断がされている者および近親者に先天性免疫不全症の者がいる者、妊婦または妊娠している可能性のある婦人、などが挙げられている。

こうした人たちには打ってはいけないと禁止しているかと思えば、「同意を確実に得たうえで、注意して接種すること」とある。つまり、事故が起きたときの予防線を張っておけと、医師に指示している。

さらに、「本剤は筋肉内注射のみに使用し、皮下注射または静脈内注射はしない」とある。副作用発症の引き金になるのだろう。しかし、医療現場で厳密に守られているか。医者が「添付文書」を読まないのは〝医学界の常識〟なのだ。

こんなに恐ろしい「副作用」のすべて

「副反応」の項目はさらにショッキングだ。

国内臨床試験、六一二例のうち、注射部位の「疼痛（とうつう）」が六〇六例（九九・〇パーセント）。ほぼすべての少女が痛みを感じている。いかに毒性が激烈かわかるだろう。「発赤」は五四〇例（八八・二パーセント）、「腫張」つまり腫れは四八二例（七八・八パーセント）だ。

さらに、「疲労」三五三例（五七・七パーセント）、「筋痛」二七七例（四五・三パーセント）、「頭痛」二三二例（三七・九パーセント）、悪心、おう吐、下痢、腹痛などをはじめとする「胃腸症状」一五一例（二四・七パーセント）、「関節痛」一二四例（二〇・三パーセント）、「発疹」三五例（五・七パーセント）、「発熱」三四例（五・六パーセント）、「じんましん」一六例（二・六パーセント）……。

添付文書では、これらを「副反応」と称してごまかしているが、まさに「副作用」そのものではないか。しかも驚愕の発生率だ。たとえば筋痛は四五・三パーセント、頭痛は三七・九パーセントもの少女に起きている。むろん海外の臨床データでも、同様に高い発生率が認められている。いかに子宮頸がんワクチンの毒性が激しいかがわかる。

それだけではすまない。添付文書には「副反応」とは別に、「重大な副反応」という欄がある。症状は、命にかかわる危険なものだ。

①ショック、アナフィラキシー

ショックとは、血圧・脈拍低下、顔面蒼白、チアノーゼなど。アナフィラキシーとは、激症の薬物アレルギーのこと。いずれも急死することがある。添付文書には「頻度不明」とあり、誰に起きてもおかしくない。

②急性散在性脳脊髄炎

「通常、接種後数日から二週間程度で発熱、頭痛、けいれん、運動障害、意識障害などがあらわれる」とある。症状から、子宮頸がんワクチンの重度後遺症の多くは、この脳脊髄炎によるものだとわかる。しかし添付文書は「本症が疑われる場合には、MRIなどで診断し、適切な処置を行うこと」と、そっけない。

③ギラン・バレー症候群

両手両足に力が入らなくなる難病。ここでも、「四肢遠位から始まる弛緩性まひ、腱反射の減弱ないし消失などの症状があらわれた場合には適切な処置を行う」とだけある。

④その他

重大副作用はまだある。めまい、知覚異常、上気道感染、しびれ感、全身脱力、四肢痛、失神、血管・迷走神経反応、肝機能異常、ぶどう膜炎、角膜炎、リンパ節症……。ここでいう「血管・迷走神経反応」とは、ふらふら感、冷や汗、血圧低下、悪寒、気分不良、耳鳴り、頻脈、徐脈などがある。

「子どもに子宮頸がんワクチンを打たせようか……」

あなたがそう思っているなら、この「医薬品添付文書」を熟読してほしい。愛するお嬢さんがこれだけの副作用に苦しむおそれがあるのだ。しかも予防効果はゼロ。ならば、政府、医学界のワクチン強行の目的はひとつだ。

まさにワクチンは〝時限爆弾〟。のちに爆発して、さまざまな後遺症を発症する。すると、将来の医療市場はうるおう。つまりワクチンは病人大量生産の仕掛け罠なのだ。

こうして、私たちの大切な命とお金はエンドレスで盗まれていく。地球を支配する巨大医療マフィアたちの高笑いが聞こえてくるようだ。それでも洗脳された人々は、このことに気づかない。屠殺場である病院の前に、黙々と長い行列をつくる。その姿は、まさに地球という「人間牧場」で飼われている家畜そのものだ。

無知ほど深い罪はない。せめてあなたは、この暗黒の現実から目覚めなければならない。あなたの愛する人を、いけにえの祭壇に差し出してはならない。

第2章

効果ゼロの「インフルエンザ・ワクチン」

集団接種で〝殺された〟少年の悲劇

「この世にこんなうまいものがあったのか」

少年はベッドで牛乳を一本飲み干し、つぶやいた。そして、「目が見えない……」という言葉を残して、その心音はやんだ。

岡田誠君、中学三年生。二回目のインフルエンザ・ワクチンを打たれて九日目、午前一一時一分に死亡が確認された。

一九八六年、埼玉県浦和市（現・さいたま市）の小中学校では、インフルエンザの集団予防接種が行われていた。悲劇が起きた八〇年代は、どこの小中学校でも年二回の予防接種が年中行事だった。当時の厚生省は「接種率を上げれば流行を阻止できる」と喧伝（けんでん）していた。官僚も、学者も、現場の教師たちも、接種率向上に血道を上げていた。まさに〝ワクチン幻想〟そのものである。

そんなときに岡田君の悲劇は起こった。息子を亡くした父親は、やりきれない思いでつぶやく。

「教師はクラスの生徒全員に受けさせようとして、受けたくないという生徒を殴ったと聞いています」

岡田君は一回目の集団接種を受けた直後から、級友に「調子が悪い」「頭が痛い」と訴えている。二週間後、二回目の接種を受けたあとも、帰宅して「頭が痛い」とすぐに寝ている。容体が急変したのはその翌日だ。発熱が続き、入院。健康そのものだった少年はみるみる衰弱し、肺炎から肺水種を発症した。そして……若い命は消えた。

ワクチン幻想にとらわれた人は多い。岡田君の両親もそうだった。ワクチンがインフルエンザ感染を防ぐという、政府の言葉を信じていた。まさかその注射でわが子が命を落とすとは……。その悔恨と悲嘆を想像するだけで胸が痛む。

インフルエンザの集団接種を強制した国の責任はいうまでもない。しかし、もっと許しがたいのは行政が少年の死をもみ消そうとしたことだ。浦和市の「予防接種健康被害認定委員会」が別の死因をねつ造し、ワクチンの副作用ではないとの報告を発表したのだ。システムの末端にまで医療マフィアの魔の手はおよんでいた。

米国の正義派ジャーナリスト、ユースタス・マリンズ氏は、著書『医療殺戮』（面影橋出版）でこう断言している。

「ワクチンの有効性を示す証拠はない」

彼だけではない。多くの医師や学者が真っ向から有効性を否定する。「ワクチン幻想」にとらわれた人にすれば、ただわが耳を疑うばかりだろう。無理もない。テレビや新聞といったマスコミで、こうした真実の情報は一字一言も流されないからだ。

少年は、世界の医療利権を掌握するマフィアたちの陰謀の犠牲になったのだ。

ワクチンのウソを暴いた「衝撃の書」

インフルエンザ・ワクチンの予防効果を、真っ向から否定する研究論文が存在する。有名な「前橋レポート」だ。ワクチンを接種しなかった群馬県の前橋市と、ワクチンを接種した市町村の子どもたちを比較した研究である。

結果は、双方のインフルエンザ発症率にまったく差はなかった。ワクチン無効の決定的証拠である。

『インフルエンザ・ワクチンは打たないで！』（双葉社）という衝撃の書がある。著者は前出の母里啓子氏。感染症研究の第一人者が、同書でこう記述している。

「インフルエンザ・ワクチンは効きません」

「ウィルスを学んだ者には常識です」

インフルエンザ・ワクチンは「日本に入ってきたときから、効かないといわれていた」という。にもかかわらず、政府は鳴り物入りで大々的に推進し、全国の小中学校で集団接種が実質的に強制された。そして、接種した子どもの急死が全国で相次いだ。なんとも異常である。

なぜ、インフルエンザ・ワクチンは効かないのか。それは、たえず形を変えるウィルスなのでワクチンが追いつかないからだ。どのウィルスも人や動物に感染しながら変異していくが、とりわけインフルエンザはそのスピードが速いのだ。

「よく、今年も去年のようにA香港型が流行りそうです、といった予報が出ることがありますが、去年とまったく同じものということはありえません。去年と同じA型ということは、核の部分の基本形が同じということですが、とげのHAたんぱくやNAたんぱくは確実に変化しています」

「ウィルスが細胞にとりつくと、たったの数時間で数千個の子孫をつくります。それほど爆発的に新しいウィルスが生まれる。そして、そのたびに変異が起こる可能性があるのです」

だから、母里博士はこう表現する。

「永遠に続く鬼ごっこのようなものです」

そもそもワクチンは、「抗原抗体反応」という免疫システムを利用している。抗原抗体反応とは、外から他者（抗原）が体内に侵入する、すると体が抗体をつくって抗原と結合し、無害化する人体のしくみのことだ。ワクチンの場合は、毒性を弱めた病原体成分を接種し、あらかじめ抗体をつくっておく。すると病原体に感染したとき、抗体がすでにあるので発症しない……という発想だ。

しかし母里博士が指摘するように、ワクチン接種した病原体と、流行する病原体が異なっていたらどうか。せっかくの抗体もまったく無力である。

インフルエンザだけではない。あらゆるウィルスは無限に変異を続ける。あのエイズ・ウィルスも、年々、変異をくり返している。ウィルスだけではない。細菌ですら変異し、新種が次々に誕生しているのだ。たとえば、病原性大腸菌Ｏ－１５７。「Ｏ抗原で一五七番目に発見された菌」という意味だ。大腸菌ですら数百種類もの変異種があるのだ。

ところがワクチンは、その中のたったひとつの株（種）からつくられる。数十、数百という変異種が生まれるのであれば、ワクチンの効果を期待することは、まさに闇夜でカラスを狙うに等しい。

それでも、製薬会社も政府も「ワクチンは有効」と主張する。いったいその根拠はどこにあるのか？　母里博士は苦笑まじりでこう答える。

「〝抗体価〟が上がれば有効としているんですね」

私は日本国内で認可されているすべてのワクチンの「医薬品添付文書」を入手、徹底的に精査した。するとそこには、「○○株の抗体価、九七パーセント」といった表記が見られた。つまり、ウィルスや細菌のある特定の株に対する抗体が生まれた、と述べているにすぎない。ところがウィルスは日々、無限に変異をくり返している。実際に流行するのは、まったく別の株だ。だから永遠に追いつけない……。

母里啓子博士に「真実」を聞いた

以下は、私が行った母里博士へのインタビューだ。

筆者――ウィルスや細菌は数十、数百に変異している。すると「抗体価」ができたといっても、効く確率は数十分の一、数百分の一になるのでは？

母里——そのとおりです。同じものについては効くでしょうが、同じものが流行るとは限りません。だからダメよ、という話です。構造が似ていれば効くであろう……と推測しているにすぎません。どこまで変異したら効かなくなるかも、よくわかっていません。

筆者——推進派のいう「安全性」も「有効性」も怪しくなってきた。

母里——そもそも、ワクチンを一律に安全だとするのは、あまりに危険です。たとえば、アレルギーでおそばを食べられない人がいますよね。ほとんどの人にとってはご馳走でも、アレルギーの人にとっては毒なんです。

筆者——個人差もある。ウィルスの個体差もある。

母里——子宮頸がんワクチンのＨＰＶも、五〇種類以上の型があります。その中の二つだけですべての子宮頸がんを予防できると、幻想を抱かせるような宣伝をしています。問題だと指摘したら「だから、がん健診も受けなければいけない」といい出していますが、末端では「ワクチンを打たないとがんになる」と脅かしている医者もいます。

母里博士は以下を断言する（『インフルエンザ・ワクチンは打たないで！』より）。

①推進派の学者も有効性を証明できていない

②「二〇～三〇パーセント効く」はまったくウソ
③「ワクチンは重症化を防ぐ」もまったくウソ
④インフルエンザの熱は下げてはいけない
⑤脳症とインフルエンザは別の病気である
⑥高齢者はインフルエンザを恐れなくてよい
⑦インフルエンザはかぜの一種にすぎない
⑧昔のような猛烈な流行はありえない
⑨インフルエンザで死ぬこともありえない
⑩「他人にうつさないためにワクチンを」もウソ
⑪副作用はほとんど報告されないし補償もない
⑫厚労省に対して研究者たちは何もいえない

挙げていけばきりがない。政府も製薬会社も、よくぞここまでウソをつけたものだ。

そもそも感染症は、鼻などの粘膜から感染する。一方、ワクチンは血液中に注射する。じつは血液中でできた抗体は、鼻などの粘膜ではいっさい無力なのだ。

人間の体を病原体から守る免疫力の八〇パーセントは、粘液や唾液中に存在する。ほとんどすべての病原体は、目、鼻、口、性器などの粘膜から最初に侵入してくるからだ。ウィルスや細菌がいきなり血液中に入り込むことは、ふだんの生活ではまずない。ヘビにかまれたり、深い傷を負ったりしたときしかありえない。

注射でワクチンを注入した結果、血液中に抗体が増えても、免疫力が増したことにはならない。粘液中の免疫が活性化されなければ意味はない。

母里博士も指摘する。

「ワクチンは注射で血液中にウィルスを入れることで抗体をつくる。だから血液中に抗体はできます。しかし、のどや鼻では抗体はつくられません」

インフルエンザ・ウィルスは血液から感染することはない。ワクチンを打っても、のどや鼻は無防備なまま。だからワクチンを打っても、インフルエンザに感染してしまう。

インフルエンザ・ワクチンを〝丸裸〟にする

先ほどと同じように、「医薬品添付文書」を参照して、もっとも代表的なインフルエンザ・ワクチンを〝丸裸〟にしてみよう。

商品名は「インフルエンザＨＡワクチン」。やはり冒頭には「劇薬」「生物由来製品」と明記されている。

「用法・用量」は、生後六カ月以上～三歳未満は〇・二五ミリリットルを、三歳以上～一三歳未満は〇・五ミリリットルを、およそ二～四週の間隔をおいて二回注射する。一三歳以上は〇・五ミリリットルを一回、または一～四週の間隔をおいて二回注射する。

生後六カ月の赤ちゃんから接種を指導していることに驚く。重ねていう。中身は死ぬこともある「劇薬」なのだ。この事実を知っている保護者がどれだけいるか。

「接種上の注意」は以下が挙げられている。

①心臓血管系疾患、腎臓疾患、肝臓疾患、血液疾患、発育障害などの基礎疾患を有する者
②予防接種で接種後二日以内に発熱の見られた者および全身性発疹などのアレルギーを疑う症状を呈したことがある者
③過去にけいれんの既往のある者
④過去に免疫不全の診断がなされている者および近親者に先天性免疫不全症の者がいる者
⑤間質性肺炎、気管支喘息（ぜんそく）などの呼吸器系疾患を有する者

⑥本剤の成分または鶏卵、鶏肉、その他鶏由来のものに対してアレルギーを呈するおそれのある者

これらは「注意」ではなく「禁止」とすべきである。

「副反応」については、「注射部位疼痛」が二九・四パーセント。約三人に一人が注射後に痛みを訴えている。そのほか注射した部分に「腫れ」（二三・五パーセント）、「かゆみ」（二〇・六パーセント）、「熱感」（一一・八パーセント）を子どもたちが訴えている。皮下に「劇薬」を注射したのだ。異常反応があって当たり前だ。

次はもっと恐ろしい、命にかかわる「重大な副反応」だ。

①ショック、アナフィラキシー――じんましん、呼吸困難、血管浮腫など
②急性散在性脳脊髄炎――発熱、腹痛、けいれん、運動・意識障害など
③ギラン・バレー症候群――四肢遠位から始まる弛緩性まひ、腱反射の消失など
④けいれん
⑤肝機能障害――黄疸（おうだん）や肝臓機能数値の異常
⑥ぜんそく発作

⑦**血小板減少紫斑病**――紫斑、鼻血、口腔粘膜出血など
⑧**血管炎**――アレルギー性紫斑病、アレルギー性肉芽腫性、白血球破砕性血管炎など
⑨**間質性肺炎**――発熱、咳、呼吸困難など
⑩**脳炎・脳症、脊髄炎**
⑪**スティーブン・ジョンソン症候群**――皮ふのただれ、水疱など
⑫**ネフローゼ症候群**

これだけの異常症状が、あなたの子どもを襲うおそれがある。

そのほかにも、発疹、じんましん、湿疹、紫斑、発熱、悪寒、頭痛、倦怠感、一過性の意識消失、めまい、リンパ節の腫れ、おう吐、吐き気、腹痛、下痢、食欲不振、関節痛、筋肉痛、しびれ、しこり、顔面神経まひ……。

これがインフルエンザ・ワクチンの添付文書の要約だ。もう一度、読み返してほしい。これほど危険性のある「劇薬」を、子どもに打たせる勇気があるか。

本来、インフルエンザに感染すれば、三～四日ほどで自然に抗体ができる。しかも、体内で変異するウィルスに抗体ができる。ワクチンよりも、ずっとしっかりとした免疫力を得ることができるのだ。

私が尊敬する元・新潟大医学部教授の安保徹（あぼとおる）博士は「かぜよりインフルエンザのほうがずっとありがたい。それだけ強い免疫力がつくのだから」と明言しておられる。じつに、奥深い言葉だと思う。

解熱剤などで熱を下げると、逆に症状が悪化するおそれがある。なぜなら、発熱はウィルスを抑制するための治癒反応だからだ。熱を下げているうちにウィルスが増殖し、最悪、脳症など重篤な症状を引き起こすこともある。

俗にいう「インフルエンザ脳症」は、じつは解熱剤が犯人だったのだ。

もっといえば、インフルエンザ予防に、うがい、手洗い、マスクは役に立たない。一度、粘膜についたウィルスは水で流れないし、マスクもウィルスを防ぐことはできない。

予防の第一は、みずからの免疫力を高めること。そのための食事が大切だ。

まず、和食中心を心がける。「まごわやさしい」——すなわち、豆、ごま、わかめ、野菜、魚、しいたけ、いもを積極的に食べる。ごま油、くるみ、青魚など良質の油。しいたけなど、ビタミンDを豊富にふくんだ食品。適量のにんにくもおすすめだ。

さらに、過労を避けて十分な休養をとる。ストレスはためず、すぐに発散する。ゆったりと入浴し、体を温める。適度な運動と、日光を浴びることも大切だ。

以上はインフルエンザ予防はもちろん、あらゆる万病の予防に有効だ。

ゾンビのごとくよみがえった悪魔ワクチン

インフルエンザ・ワクチンの小中学校での集団接種は、一九六二年に始まった。この年からワクチンの生産量はけた違いに激増している（表3）。七六年には予防接種法が改正。三歳から一五歳まで、年二回の接種が〝義務〟とされた。しかし、これだけ強制しても、インフルエンザの流行にまったく変化はなかった。当然である。

当時、世界中でインフルエンザ・ワクチンを集団接種している国は日本だけ。効果を証明するデータも皆無だった。若手ウィルス研究者だった母里博士は、八一年、あるシンポジウムで横浜市の例を挙げ、次のように指摘している。

「小中学校の予防接種と、学級閉鎖の関係を一〇年間調べましたが、ワクチンに感染拡大を抑える効果はまったくありません」

すると、日本ウィルス学会の会長だった石田名香雄（なかお）・東北大学教授は、次のように言ってのけた。

「ここにいるウィルス学者で、インフルエンザ・ワクチンが効くと思っている学者はひとりもいないだろう」

こうして八〇年代なかばから、ワクチンの生産量は激減。九四年には、ほぼゼロになる。なぜか？　この年、小中学校での集団接種が打ち切られたからだ。

九二年から九四年にかけて、ワクチン被害の裁判に決着がついた。国は次々と敗訴、裁判所は国の過失責任を認め、賠償金の支払いを命じた。国による集団接種は重大過失であると司法が裁定した。よって、これ以上の接種強行は違法になる。そこで国はやむをえず打ち切ったのだ。

予防接種法が改正され、子どもの接種義務が廃止された。こうして、インフルエンザ・ワクチンは予防接種法の対象外とされ、任意接種扱いとなった。悪魔のワクチンの命運も尽きたかに見えた。

ところが、九八年から猛烈な勢いで生産高は急増を始めた。売り上げを加速させたのは、厚労省とメーカーの豹変にある。彼らはワクチンの無効性と危険性を認め、集団接種を廃止しながら、こう主張し始めた。

「ワクチンには〝重症化〟の予防効果は認められる」

彼らはターゲットを、子どもから高齢者に変えていった。その〝市場開拓〟は露骨だった。

表3　インフルエンザ・ワクチン製造量の推移

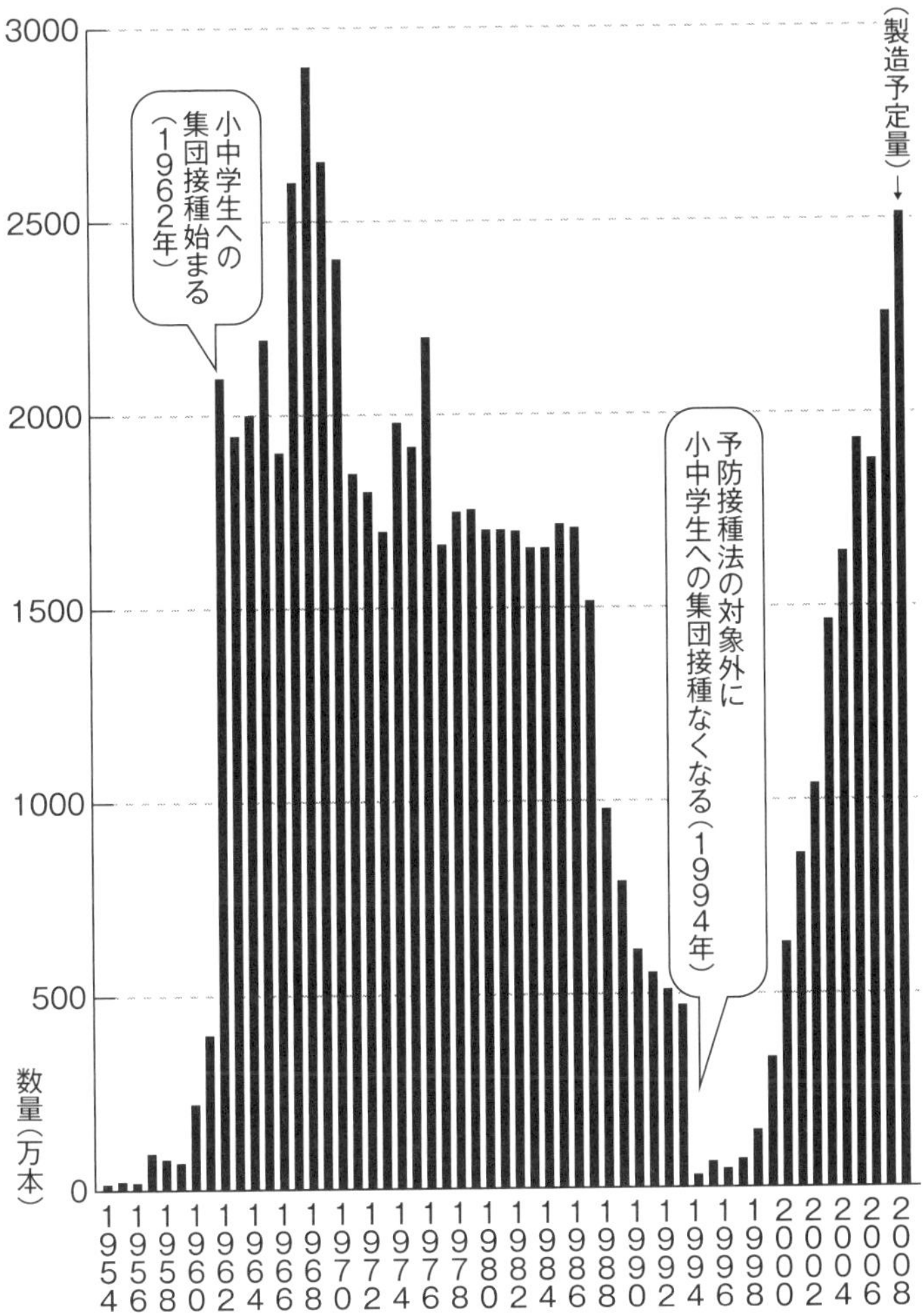

出典 母里啓子『インフルエンザ・ワクチンは打たないで!』（双葉社）
※2008年5月21日現在

九五年、阪神淡路大震災が起こると、厚労省は「被災地でインフルエンザ流行のおそれがある」と恐怖をあおった。そして、「六五歳以上には無料で接種します」と、一八万人ぶんものワクチンを被災地に送り込んだ。

ところが予防接種を受けたのは、わずか二八五七人。調査結果では、避難所にいた被災者約七〇〇〇人のうち、インフルエンザの疑いのあったのはわずか一五人にすぎなかった。

「結局、一八万人ぶんものワクチンが無駄になりました。当時は、ほとんどの人がインフルエンザ・ワクチンは必要ないと考えていたのです」（母里氏）

ところが九七年、香港で鳥インフルエンザ騒動が勃発。パニックが日本に飛び火した。ここぞとばかりにマスコミも政府も恐怖をあおった。おびえた大衆はワクチンに殺到。ワクチン生産量は、ウナギのぼりで急増した……。

またもや医療マフィアの戦略勝ち。〝かれら〟の腹の底から高笑いが聞こえてくる。

ビル・ゲイツ財団の「真の狙い」とは

悲惨なワクチン禍――それは七〇年代にまでさかのぼる。

当時、インフルエンザ・ワクチンは全国の小中学校で、すべての生徒に〝強制接種〟されていた。そのため、悲惨な死亡事故や後遺症が全国で多発。被害者やその親たちは、裁判で製薬会社と国の責任を問うた。それは、長い長い苦難の闘いだった。その思いを母里博士に聞く。

母里――七〇年代、ワクチン被害者の方たちが『私憤から公憤へ――社会問題としてのワクチン禍』（岩波書店）という本をまとめました。「私憤から公憤へ」は、吉原賢二先生の言葉です。

被害者の方たちは国家賠償を求め、二六年もの間、裁判を闘いました。全国から被害者が集まり、四つの集団訴訟を起こしたのです。ようやく国が謝罪したのは、一九九九年、丹羽雄哉厚生大臣になってからでした。当時、被害者のご家族はいいました。一度、全部や

めてほしい、そしてその後、必要なものだけを残してほしい——彼ら、彼女らも、いまや八〇歳、九〇歳。どうかその苦労を無にしないでいただきたいです。国民もすっかりまひしていて、「あっちでひとり死んだ」「こっちでひとり死んだ」といわれても、それを止めるパワーがありません。だからこそ、ワクチン利権は復活している。ひどいです。ずっと、ひどいです。

筆者——裏にあるのは巨大な製薬利権……マフィアです。

母里——マフィアです。本当にワクチンマフィアだと思います。

筆者——善意に見せかけて、裏では莫大な利益を挙げている。

母里——中央アフリカで、エイズの診療所を開いている友人がいます。そこにフランスからインフルエンザ・ワクチンが送られてきた。有効期限があと一カ月しかない粗悪な製品です。日本も売れ残ったぶんを〝援助〟と称して送っているでしょう。援助してもらったからには打たなければならないと、現地の人は住民に接種する。本当は、結核とエイズ対策でてんやわんやの場所。そんなところにインフルエンザ・ワクチンが〝援助物資〟だといって届く。世界中がおかしくなっています。

筆者——ビル・ゲイツ財団も、人口削減のためにワクチンを〝援助〟している？

母里——ビル・ゲイツは、世界の人口抑制をはっきりいっています。卵子の着床を防ぐ

〝不妊ワクチン〟を開発しようとしている。それはたしかなようです。〝家族計画〟という美名のもとにね。

筆者――動物の断種処置と同じだ。

母里――同じです、まったく同じ。たしかに途上国の人口は爆発しています。しかし、それを防ぐためにはワクチンしかないというのは、ナチスとどこが違うのですか。断種政策であり、優生思想でしょう。恐ろしいことですが、幸いそこまで見ないうちに私の寿命はなくなりそうですね（苦笑）。

明晰（めいせき）な語り口の中に、温かさがにじむ。母里先生は二〇一四年、八〇歳になられる。最後に、先生はインタビューをこう結ばれた。

母里――男性の方は、みなさん声を上げないですよね。ワクチンはいいものだって、ものすごく洗脳されています。いやな世界だから、最後までものはいわなきゃ。そんなこんなで、老骨にムチを打っています（笑）。

第3章

幼い命を奪う副作用の恐怖

注射後、わずか五分で意識不明に

ワクチン接種で、わが子が急死する――そんな事態を親は誰も予測していない。しかし悲劇は突然襲う。愛する子どもを亡くした両親は立ち尽くすしかない。

二〇一二年一〇月一七日、岐阜県美濃市の一〇歳の男の子が、ワクチン接種後、わずか五分で意識を失い心肺停止。約二時間後、搬送先の病院で亡くなるという悲劇が起きた。男の子は母親に連れられて、市内のクリニックにやってきた。目的は政府の勧める「日本脳炎ワクチン」接種のためだった。

直感的に命の危機を感じたのだろうか、男の子は注射針を見るや診察室から逃げ出したという。そんな男の子を母親と看護師が両脇からつかまえ、院長がその腕に注射針を刺した。

直後、異変は起こった。男の子はぐったりし、意識を失った。クリニック内は騒然となった。救急車が呼ばれ、男の子は市内の大病院へと搬送された。しかし、もう二度と眼を開けることはなかった。

母親も、看護師も、医師も、その子のためと思い、心を鬼にして注射を打ったのだ。まさかそれが仇となるとは……三人の心の内を思うと胸が痛む。

じつはこの年の七月にも、幼い子がやはり日本脳炎ワクチン接種後、急性脳症で死亡している。接種二日後から、発熱、けいれんをくり返し、一週間後に息をひきとった。

厚労省は、当初「ワクチンは無関係」と公表。さらに、マスコミ取材に対して「詳細な調査は不要」と答えた（正林督章（しょうばやしとくあき）・結核感染症課長）。監督官庁の責任者が、調査もせずに「無関係」と言ってのけた。

ところがマスコミの厳しい追及に、見解は次のように変わっていった。

「接種後、まれに脳炎、脳症が起きることは知られており、未知の事象ではない」

まれにとはいえ、脳炎を防ぐはずの予防接種で脳炎が起きる……。それを厚労省の責任者が「よく知られている」と平然という。いったいなんのために？　いうまでもなく巨大なワクチン利権のためだ。彼ら厚労省の官僚たちが、医療利権の走狗（そうく）にすぎないことは、この一事をもってしても明らかだ。

ところが、それからわずか三カ月、またもや悲劇はくり返された。もはや、因果関係の否定のしようがない。

乳幼児にまでワクチン接種を強行する非道。その残酷さを母里博士に問う。

筆者――ワクチンは〝毒〟では？

母里――〝毒〟です。それを注射器で体の中に入れる。医者がやるから許されていますが、普通なら傷害罪です。ワクチン被害者の方々をたくさん見てきましたが、親御さんはよかれと思って打たせます。しかし、それで障害を負ってしまった……。みなさん、本当にたまらない気持ちでワクチン反対運動をしていらっしゃいました。

ところが、外資製薬メーカーが入ってきて、地道につくってきた予防接種制度をあっという間に壊してしまいました。そして、次々と不要なワクチンを増やしています。ゼロ歳の赤ん坊に一年間に一〇回も注射針を刺すような政策を、どうしてできるのでしょう。以前より怒りがこみ上げています。

筆者――調べれば調べるほど、これはもう悪魔じゃないかと思います。

母里――そう思います。以前は、はしかと破傷風くらいはやってもいいかと思っていました。だけど外資がこんなに入ってきて、同時接種も安全などといっている。「赤ん坊への虐待です」と厚労省のお役人にいったら、「そんないい方はない」という。でも、もし赤ん坊がものをいえたら「虐待だ！」と怒るでしょう。

日本脳炎の患者は年三人

日本脳炎のワクチン接種で脳炎発症……悪い冗談ではすまない。死者続発に対するマスコミの追及に、厚労省は窮地に追い込まれた。

厚労省は、やむなく「日本脳炎に関する小委員会」を設置。日本脳炎ワクチン被害に重症例はないと、一貫して否定してきた同省は、驚くべき事実を公表した。

「重篤な副作用が一〇七人に発症していました」

日本脳炎ワクチンの定期接種が開始されたのは、二〇〇九年六月。それから一二年六月までのわずか三年で、脳炎、けいれん、まひといった重篤な副作用が一〇七人もの子どもに発生し、厚労省に報告されていたのだ。そのほか、軽度の副作用をふくめると二三七人。よくもこれまでぬけぬけとウソが言えたものだ。

具体的な症状は次のとおり。

・発熱……四一件
・熱性けいれん……一五件
・けいれん……一五件
・おう吐……一二件
・脳脊髄炎……一〇件
・アナフィラキシー……五件

深刻な副作用は、これだけではない。さらに「未回復」「後遺症あり」とされている患者が、少なくとも八人もいる。副作用による脳炎で、寝たきりの子を持つ親もいる。

では、なぜここまでの危険を冒してまで、日本脳炎ワクチンを政府は強行するのか？

「子どもを日本脳炎に、かからせたくないからでしょ！」

きっとそんな反論もあるだろう。

ところが、ウィルスを媒介するアカイエカという蚊が多い沖縄県ですら、患者数は一九八〇年以来二例だ。日本全体でも、少ない年は年間三例である。年にたった三人……この数字を知ったら、ワクチンを子どもに打たせる親は皆無となるだろう。

すでに日本脳炎という感染症は、日本ではほぼ撲滅されている。それでも政府が無意味な日本脳炎ワクチンを強行するのは、年間一〇〇億円以上の予算にむらがるワクチン利権を太らせるためだ。むろん、予算を成立させる官僚や政治屋も、ワクチン利権の一員である。

この国はいまも、予防接種という〝毒物注入儀式〟を国民に強要している。目的は、〝かれら〟のいう感染症予防ではない。毒物を注入される子どもたちは、まさに巨大ワクチン利権の祭壇に捧げられるいけにえの子羊なのだ。

母里博士に聞く。

母里――日本脳炎ワクチンの定期接種は、〇五年から〇九年まで中断されていました。でも、その間に患者は出ていません。そのままやめればよかったんです。何か新しいワクチンができると大々的に宣伝され、高額なお金をとって任意接種が行われる。すると「金持ちだけがやるのはけしからん」「無料化しろ」と、野党もいっしょになって定期接種に持ち込む。こんなにおいしい商売ないですよ。

筆者――ワクチンには一〇〇〇億円単位で、あちこち予算がついている。裏にワクチン利権が存在する？

母里――「ワクチン推進議員連盟」があります。会長は、元厚労大臣の坂口力さん。ですから、公明党の議員さんは絶対反対しません。以前、私に「ワクチンにとどめを刺さない

でくれ」と頼んできた厚労省のお役人もいましたよ（苦笑）。「いずれ安楽死させるから、とどめを刺さないでくれよ」って……。

一〇〇年前から多発している死亡被害

各種ワクチン接種で子どもが急死する——それは、日本だけの悲劇ではない。世界中で一〇〇年も前から報告されてきた悲劇なのだ。その一例を挙げよう。

・一九一六年

米国、サウスカロライナ州コロンビアで、住民三二二人が「腸チフス・ワクチン」を集団接種。うち六三人が重症の中毒症状を起こし、四人が死亡した。さらに二六人が局部に腫瘍を発症。強い発がん作用も疑われる。

・一九一九年

米国、テキサス州ダラスで「ジフテリア・ワクチン」接種を受けた乳幼児のうち、一〇〇人以上が重症ジフテリアを発症。一〇人が死亡。

・一九二四年

オーストリア、バーデンで「ジフテリア・ワクチン」接種を受けた三四人の乳児のうち一七人が重症ジフテリアを発症。うち七人が死亡。

・一九二六年

旧ソビエト連邦、ウズベック共和国タシケントで「ジフテリア・ワクチン」接種を受けた子ども一四人のうち八人が、二週間以内に死亡。残り四人が一カ月以内に死亡した。致死率はなんと八六パーセント。

・一九二八年

オーストラリア、バンダバーグで「ジフテリア・ワクチン」を二四人の小児に接種。五回目の接種後、意識不明、けいれんなどが発生し、一五〜三四時間で一二人が死亡。死亡率、五〇パーセント。残りの小児の注射跡に腫瘍発生。

・一九三〇年

コロンビア、メデリンで「ジフテリア・ワクチン」接種を受けた乳幼児、四八人のうち一六人が重症ジフテリアを発症し死亡。うち一四人は、接種後二四〜六〇時間で急死している。

ドイツ、リューベックでは「ＢＣＧワクチン」（結核ワクチン）を生後一〇日以内の新生児、二五一人に経口投与。そのうち七二人が結核を発症、急死した。大部分は投与して二〜五カ月以内に死亡している。生き延びた乳児も、一三五人が結核を発症。この惨劇は「リューベック事件」として知られる。

・一九三二年

フランス、ソーヌロワールで「ジフテリア・ワクチン」を一七二人の小児に接種。翌日、八人が高熱、おう吐などを発症し死亡。他の子どもも注射跡に腫瘍ができた。

・一九三三年

イタリア、ベニスその他で「ジフテリア・ワクチン」を数百人の乳幼児に接種。三〇人以上が死亡。

かつては、とりわけジフテリア予防接種で死亡事故が多発していた。このワクチンに予防効果などいっさいなく、それどころか国家規模の集団接種によって、患者を三〇〇〇倍も増加させた。

第二次大戦中、ナチスドイツは全国民に、ジフテリアの強制予防接種を行っていた。ところが一九三九年、ドイツ国内のジフテリア患者数は一五万人と、驚倒する数に達した。

一方で、予防接種をいっさい導入していなかったノルウェーでのジフテリア患者数は、同時期、わずか五〇人。その差は、なんと三〇〇〇倍だ。つまり、ジフテリア予防接種は、患者を三〇〇〇倍に激増させる〝効用〟しかなかったのだ。

では、さらに現代に近づいていこう。

・一九四二年

米国で「黄熱ワクチン」を米軍兵士に集団接種。約五万人の兵士がB型肝炎に罹患した。その後、多くが肝臓がんに移行して死亡した。

・一九四五年

スウェーデンで「はしかワクチン」を三人の子どもに接種。六〜八時間後、全員におう吐、下痢、高熱、意識障害、チアノーゼなどが発症。うち二人が死亡した。

・一九四六年

スウェーデンで「ツベルクリン・ワクチン」を一一人に接種。全員におう吐、下痢、高熱をともなう急性症状が発症。一人が循環器障害のため一七時間後に死亡。

・一九四八年

日本、宮城県で「百日咳（ぜき）ワクチン」を二歳以下の乳幼児に接種。一回目は一八三人、二回目は一六一人だった。うち六四人が接種後に発症。二人が死亡。

日本、京都府で「ジフテリア・ワクチン」を乳幼児約一万六〇〇〇人に接種。うち六〇六人に接種部位への異常が発生。六八人が急死。入院治療を要する患者は一五〇人に達した。この悲劇は「京都事件」と呼ばれている。

・一九六〇年

ブラジル、セアラ州で「狂犬病ワクチン」を六六人に集団接種。一八人が狂犬病症状で死亡した。狂犬病の犬にかまれていたのは五人にすぎなかった。

・一九七一年

メキシコで「破傷風ワクチン」を集団接種。被接種者（実数不明）のうち九九人が破傷風を発症し、四〇人が死亡。

・一九七六年

米国で「インフルエンザ・ワクチン」を集団接種したところ、接種後二カ月ごろからギラン・バレー症候群の発病が続出。発症率は一万人あたり約一人で、非接種者の五～六倍だった。

・一九八〇年

ハンガリーで「百日咳とヒト免疫血清ワクチン」を集団接種。うち接種された成人二人と小児二三人が破傷風に罹患。うち一〇人の小児が死亡した。

以上は黒川正身著『ワクチンは安全か』（大月書店）を参照した。同書は、都内大型書店の棚にあったワクチン関連書の中で、安全性をただす唯一の書であった。

それでも「本書では、ワクチンの役割については、改めて触れない」という記述があるのは不可解だ。著者はこの本が刊行された九三年当時、国立衛生研究所名誉所員という肩書だった。いわば、国内屈指のワクチンの権威である。なのに、ワクチンのメリットについて触れないのは解せない。

医師も警告するワクチンの有害性

「ワクチンは効かない」
断言するのは内科医の内海聡医師だ。彼がワクチンを糾弾する第一の理由だ。
「これは多くの研究により証明されているが、当然ながら、医学者や製薬業界は決して認めはしない。それを認めれば飯のタネがひとつ減ってしまう」（前出『医学不要論』）
第二の理由は、自分で判断できない子どもに接種されていること。大人は自分で調べて自分で決断することができる。しかし、ワクチンは違う。判断力のない子どもたちを中心に強行される。医学界や製薬会社もそれを巧妙に利用しているという。

第三の理由は、ワクチンに入っている物質の危険性。内海医師は、世界の製薬利権は、向精神薬からワクチンにシフトしているという。

「製薬会社にとって、もはや精神薬開発は古き時代の産物となりつつある。精神薬の内情が暴露され出して、金を生み出す価値が減じてきているのだ。だからこそ、彼らは政治を利用して強制的に接種させることのできるワクチンに目をつけた」

内海医師は著書で、為清勝彦・渡辺亜矢訳『ワクチンの全正体』というスクープ論文を紹介している。この論文が信頼できるのは、米国の権威ある良識派の医師、学者たちが八三人も参加し、署名していることだ。

「この中身を見れば、どれだけワクチンが危険なものであるかがわかる」

以下は、ワクチンと関係があることが立証されている病気、つまりワクチン接種によって発症しうる病気の一例だ。

・アレルギー
・アトピー性皮膚炎

・関節炎
・ぜんそく
・自閉症
・がん
・糖尿病（乳幼児、児童に発症！）
・腎臓病
・流産
・神経疾患
・免疫疾患
・乳幼児突然死症候群（SIDS）
・胃酸逆流（乳幼児）

次に挙げるのは、ワクチンの副作用の一例だ。医学的にも立証ずみであり、一部は「医薬品添付文書」にもしっかり記載されている。

・突然死

・関節炎
・出血性障害
・血液凝固
・心臓発作
・敗血症
・耳感染
・失神（倒れた場合、骨折をともなうことがある）
・重症腎機能障害（人工透析が必要）
・てんかん
・じんましん
・アナフィラキシー
・重症アレルギー反応

すでに、米国のワクチン被害者補償制度（NVICP）は、ワクチン被害者に一一二億ドル（約一二〇〇億円）以上を給付。つまり米政府は、ワクチン接種がこれらおびただしい副作用疾患を〝大量生産〟していることを認めている。

さらに、同論文は、ワクチンの成分を明らかにしている。

・細菌、野生ウィルス

ワクチンの材料である動物細胞の培養で生じたもの。

・水銀

神経毒であることが十分に証明されているが、依然として世界中のインフルエンザ・ワクチンなどに混入している。その他のワクチンにも、微量の水銀が残留している場合がある。

・アルミニウム

骨、骨髄、脳の変性を起こす可能性のある毒物。

・生物細胞

サルやイヌの腎臓。ニワトリ、ウシ、ヒトの細胞など。

・ゼラチン

ブタやウシのゼラチンを使用。アナフィラキシーを起こすことがわかっている。三種混合ワクチン（はしか、おたふくかぜ、風疹）に大量混入されている。

・ホルムアルデヒド

防腐液として使用。発がん物質として知られる。

・ポリソルベート80

メスのラットを使用した実験で不妊症、オスのラットを使用した実験で睾丸（こうがん）の萎縮を引き起こすことが判明している。

・グルタミン酸ナトリウム（MSG）

代謝異常（糖尿病）、発作、そのほか神経障害を引き起こす。吸引タイプのインフルエンザ・ワクチンに混入している。いわゆる「うま味調味料」そのものである。

「発達障害」「自閉症」もワクチンが原因？

さらに同論文は、ワクチンを接種した子どもと、接種しなかった子どもの比較を報告している。じつに興味深い調査である。

実施したのは「ジェネレーション・レスキュー」という自閉症の研究・治療団体。調査対象は、カリフォルニア州およびオレゴン州在住の子どもたち、一万七六七四人だ。非常に大がかりな疫学調査といえる。その結果は――。

・ぜんそく……罹患率一二〇パーセント増
・ADHD（注意欠陥・多動性障害）……罹患率三一七パーセント増
・神経疾患……罹患率一八五パーセント増
・自閉症……罹患率一四六パーセント増

以上、恐るべき結果というしかない。ワクチンが病人を〝大量生産〟する仕掛け罠である事実を、みごとに証明している。ぜんそくが一二〇パーセント増えているのも、ワクチン成分で免疫異常が加速され、アレルギー症状が強まったのだろう。

とくに慄然とするのは、ワクチンを接種した子どもに深刻な精神障害が発生していることだ。発達障害のひとつであるADHDにいたっては、接種していない子どもの三倍以上も発生。ワクチンの隠された重大副作用のひとつだ。

ADHDは近年、米国をはじめ先進国の児童に多発、大きな社会問題になっている。注意力が欠如し、何ごとにも集中できない。落ち着きがなく、あたりを動き回り、勉強をすることができなくなる。原因は不明とされてきた。

ADHD患者の脳は、注意力などに関係する右側頭葉皮質、反射・反応の抑制に関係する大脳基底核、動機づけに関係する小脳虫部などが「有意に萎縮している」という。つまり〝なんらかの原因〟で脳の発達が阻害されている。

ここで、子宮頸がんワクチンの添付文書に記されていた「重大な副反応」を思い出してほしい（六四ページ参照）。「急性散在性脳脊髄炎」とあったはずだ。つまり、ワクチン接種によって脳や脊髄が炎症を起こす。炎症によって脳機能が損傷する。失神、けいれん、運動障害、意識障害といった副作用も、その結果として生じる。

精神疾患を引き起こす元凶は、保存料としてワクチンにふくまれる水銀である。現在、乳児に打たれるワクチンには、許容量の四〇〇〇倍を超える水銀が添加されている。水銀は脳に重大な損傷を与える。それは水俣病の悲劇を思い出すまでもなく、医学の常識である。

もはや、ADHDや自閉症の原因は明らかだ。とはいえ、ワクチンだけというわけではない。たとえば、内分泌系かく乱物質（環境ホルモン）も原因のひとつだ。有毒化学物質や電磁波も原因と考えられる。そして、最後に登場する最悪の犯人こそがワクチンだ。

研究者たちは「ADHDの原因はいまだ不明」といい続けている。これら〝不都合な真実〟に触れると、彼らの生活に響くからだ。

恐ろしいのは、こうしたワクチン犠牲者の子どもたちが、次は向精神薬の犠牲者になることだ。米国の精神医学界では、ADHDの子どもに「リタリン」という副作用の激しい向精神薬を投薬している。まさに医療マフィアの仕掛け罠は、エンドレスで襲う。

おもなリタリンの副作用は、神経過敏、不安増大、不眠、食欲低下、頭痛などの神経症状。乱用すると、覚せい剤同様の幻覚・妄想もあらわれる。ワクチンなどで脳が損傷されている子どもたちに、さらに向精神薬を投与すれば、いったいどんな結果を引き起こすか。行き着く先は底なしの依存症であり、さらに廃人、自殺……。

あるいは、副作用死という恐怖の結末もありうる。FDAの報告によれば、米国では一九九〇年から〇〇年にかけて、リタリンによる中毒死が一八六人も報告されている。

自閉症の問題も深刻だ。同論文に「罹患率一四六パーセント増」とあるが、イタリアではすでに、司法当局がワクチン接種と自閉症との間に因果関係を認めている。英国紙『インディペンデント』（二〇一二年六月一七日付）によれば、二〇〇四年、ヴァレンティノ・ボッカという九歳の男の子が、MMRワクチンを接種。その直後から、きわめて健康だった少年が強い不安感を訴えるようになった。診断は自閉症――。イタリア北東部のリミエ裁判所は、ワクチンが原因であるとし、イタリア保健省に対し一七万四〇〇〇ユーロ（約二二〇〇万円）の賠償支払いを命じた。

同紙によれば、「いまも同様の訴訟が、すでに一〇〇件ほど検討されている」という。この判決は、同様の被害で泣き寝入りを強いられていた人々を奮い立たせたのだ。

七〇年以降、自閉症を発症する児童が急激に増加している。英国では、なんと六四人に一人が発症。不気味なのは、自閉症の増加とワクチン接種の増加が比例していることだ。

問題とされたMMRワクチンとは、はしか、おたふくかぜ、風疹を対象とする三種混合ワクチン。同じものが日本でも子どもたちに接種されている。つまり、日本の子どもたちにも自閉症の副作用が発症しているおそれがある。

これまでワクチン業界は、自閉症の被害を訴える声に対して冷淡だった。英国のワクチン賠償金支払連合という団体は、過去一〇年に三四件もの訴訟に対応している。しかし賠償金を支払ったのはそのうち六割、しかも少額にすぎなかった。

しかし、流れは変わりつつある。一〇年、米国でも同様の訴訟が行われ、被害者家族に一五〇万ドル（約一億五〇〇〇万円）の賠償支払いが認められた。判決では次のように結論づけ、ワクチンが精神障害、知的障害の原因になりうることを示唆している。

「ワクチンは未知なる障害を悪化させる」

ちなみに、ワクチンが自閉症の原因になることを発表したのは、アンドリュー・ウェイクフィールドという医師。その功績は高く称えられるべきだ。しかし、現実は逆だった。内海医師は語る。

「医学界は、彼の論文を有名科学雑誌『ランセット』から引き上げさせ、医師としての活動すら禁止したのだ。この反応こそが医学界の本音そのものだろう」

ポリオ・ワクチンが「ポリオ患者」を生む

製薬マフィアは、とっくに消滅した病気の薬をいまだつくり続け、ぼろ儲けしている。たとえばポリオ（小児まひ）は、日本では一九八一年以降、一人も発症していない。二〇〇〇年にはWHOも〝消滅宣言〟。なのに、世界の製薬会社はいまだにポリオ・ワクチンの大量生産を続け、全世界で子どもたちへの接種を強行する。

従来の生ポリオ・ワクチンに比べ安全性が高いとされる、不活性化ポリオ・ワクチンを開発したジョナス・ソーク博士は、七七年九月、米国議会で次のような証言をしている。

「七〇年代初め、米国で発生したポリオのほとんどは、この国で使用されていた生ポリオ・ワクチンの副作用である可能性が高い」

ポリオ撲滅の功労者といわれるソーク博士自身が、ポリオの原因がワクチンにあったことを認めている。では、ソーク博士が開発したワクチンは本当に安全なのだろうか。米国紙『ワシントン・ポスト』（一九八八年一月二六日付）には、次のような指摘が掲載されている。
「七九年以降に発生したポリオの原因は、すべてワクチンである」
ワクチンは無駄なだけではない。〝人工ポリオ患者〟を、世界中に拡大させる目的を果たしていた。まさに仕掛け罠、時限爆弾である。
しかし、こうした報道があってもワクチンマフィアはいっさい動じることなく「消滅した病気の薬」を製造し続ける。日本でも同じだ。三〇年以上も患者ゼロなのに、政府はポリオ予防接種を数百億円もの巨額予算で推進している。国民は唯々諾々とそれにしたがう。狂気を通り越して、超現実的な光景といわねばならない。

筆者――ポリオは、日本では八一年に消滅しています。

母里――はい、ここ三〇年、患者さんはいません。野生ポリオはゼロ。だから予防接種はやめればいいんです。だけど、「生ワクチン」をやめて「死菌ワクチン」に替えたから安全だ、などという。生ワクチンの段階でやめればよかった。野生ポリオ以外は、予防接種で被害が出ているのです。

ワクチンの第一の罪は「効かない」。第二の罪は「毒物である」。第三の罪は「病気をつくる」。

そして、第四の罪は「感染症を爆発させる」。ポリオだけではない。あらゆるワクチンの真の目的は、感染症を爆発させることだ。この真実を忘れてはならない。

そもそも、予防接種の元祖となった天然痘もワクチンで爆発的に拡大している。ジフテリア、ポリオ、子宮頸がん、鳥インフルエンザ……など、すべて、ワクチンが流行の発生源となっている。正体が〝生物兵器〟なのだから当たり前だ。

はしかを例に挙げよう。

現在のはしか患者からは「A型はしかウィルス」が検出されることが多い。ところが、この「A型はしかウィルス」は、もはや自然界では流行していない。一方、世界的に打たれているはしかワクチンは、約五〇年前に分離されたA型はしかウィルス株をもとにつくられている。長年にわたって培養し、人工的につくられた弱毒株である。

よって、もしはしか患者からA型のウィルスが検出されたとしたら、それはほぼ間違いなくワクチン由来のはしかだ。はしかワクチンが、はしか患者を生み出しているのだ。

「住人の一〇〇パーセントがはしかワクチン接種済みの地域で、はしかが流行した」

こんな奇妙な現象を、CDCが発表している。そして続けてこう述べる。

「予防接種を受けたのに流行するとは、不可解なことである」

CDCの役人はそらとぼけているのだ。まさか「ワクチンこそがはしか流行の原因である」

とは正直に書けない。しかし、米国民はこんな簡単な政府のごまかしに、コロリとだまされている。それは、日本国民もまったく同じ。

こうして「ワクチンを打てば病気にかからない」というウソの化けの皮はボロボロはがれている。そこで医療マフィアは「接種しておけば重症化しない」と、トーンを下げて勧誘する。しかし、それさえもウソ八百である。接種したから軽くすんだというデータはない。

内海医師は怒りを込めて主張する。

「ワクチンを必ず受けましょう、接種率一〇〇パーセントを必ず達成しましょう、接種しないと不利益を受けます、などというのは違法行為。憲法違反だ」

まさにそのとおり。しかし、こうした呼びかけが各自治体などで堂々と行われている。恐ろしい話だ。

「日本において、ほとんどの予防接種は義務ではない。だから〝必ず〟とか〝打たないと〇〇させない〟というのは不適切極まりない」

「たとえば公立大学が、禁忌者や信念や宗教上の理念にもとづいて接種を拒否している人間の入学を拒否することが昨今あるらしい。これは憲法一九条、二〇条、二六条に違反するといっていい」（『医学不要論』前出）

七三一部隊――人体実験とワクチンの闇

「面白半分の実験も行われました。隊員から聞いた話では、血管の中に空気を注射してどのくらいで死ぬかとか、輸血にサルや馬の血を入れてみるとか、〝胃腸返し〟といって、胃と腸の位置を逆転して吻合（ふんごう）するといった実験も……」

一九九五年一二月に行われた、作家、森村誠一氏の講演の一部だ。

氏は戦時中における七三一部隊の、身の毛もよだつ人体実験の全容を暴露。著書『悪魔の飽食』（角川書店）は日本中を震撼させ、驚異的ベストセラーとなった。

七三一部隊は一九三三年、中国ハルピンで生まれた部隊である。当時の満州国に展開していた関東軍は、旧ソ連軍の南下を阻止する決定的〝兵器〟を模索していた。そのとき、ひとりの軍医が手を上げた。

「医学を〝兵器〟として使ってはどうか？」

その軍医こそが、石井四郎中将。当時、軍医は第一線には立てず、中将以上の位には昇進できなかった。野望を抱いていた石井軍医は「細菌やウィルスを兵器として使うこと」を関東軍の上層部に提案したのだ。

「なるほど、これならソ連軍の南下を阻止できるぞ！」

軍幹部らは、この新しい〝兵器〟の発想に大いに前向きになった。こうして〝生物兵器〟開発の第一歩が踏み出された。

石井は、その責任者として任命された。彼がまず着目したのがペスト菌。伝染力と致死性が非常に高い。欧州ではもっとも忌み嫌われていた細菌だ。しかも、ペスト菌を兵器として使用できればコストが非常に安くてすむ。

新型兵器には、実験が不可欠である。

「中国で実験すれば、日本に伝染するおそれはいっさいない」

軍部は、ハルピン郊外に生物兵器開発のための特殊部隊を創設。それは七三一部隊と命名された。隊員として約三〇〇〇人が招集され、石井軍医はその部隊長に抜擢された。

実験には、大量の〝材料〟が必要となる。そこで集められたのが中国人だ。戦争捕虜やアヘン中毒者、囚人、反日活動を行った者、日本軍の買収に応じなかった者、民族主義や共産主義の思想犯の疑いをかけられた者などが対象になった。彼らは憲兵隊により捕らえられ、汽車で中国各地からハルピンまで護送された。隊員たちは彼らを「マルタ」（丸太）と呼んだ。

こうして「マルタ」として惨殺された犠牲者は、三〇〇〇人以上と伝えられる。この数字はあくまで七三一部隊による犠牲者だけなので、実際の数字はさらに多いのは間違いない。

いったいどんな実験が行われていたのか。森村氏は説明する。

「健康な『マルタ』に対して、まずは細菌の感染実験を行います。細菌に感染したら、今度は凍傷実験です。日本軍にとって、凍傷の克服は重要な課題でしたから。そして最後に、毒ガス実験で殺してしまう。少しもムダがないように、徹底的に人間を実験材料にしたのです」

そこでは、ワクチンの生体実験も行われていた。細菌やウィルスに感染させた「マルタ」にワクチンを打って、その効果を調べる。ほかにも生きている状態で解剖を行うなど、言葉に表わせないような光景が研究棟で日夜くり返された。まさに戦慄の残虐ぶりである。

七三一部隊は、しばしばアウシュヴィッツと比較される。しかし、アウシュヴィッツでの残虐非道な行いは職業軍人によって行われた。一方、七三一部隊は、約三〇〇〇人の隊員のうち九割は、民間から集められた医者、化学者、研究者など。入隊前はみな、善良な市民だった。

それが、いま述べたような恐ろしい人体実験を平然と行うようになる。人は状況しだいで悪魔にも鬼畜にもなりうる。

「いまでもそうでしょうが、医者にとって人体実験は見果てぬ夢なんですね。マウスやモルモットに手を加えても隔靴掻痒（かっかそうよう）の結果しか得られない。それが七三一部隊では、人間に対して実験ができる。これは医学者にとって、非常に大きな魅力であったわけです」

七三一部隊はこのことをエサにして、日本中から優秀な医者や研究者を大量に徴集していった。ところが国民は、こんな残虐な人体実験が行われていることなど知るよしもない。その内情は完璧に闇に閉ざされていた。

しかも、人体実験が行われていたのは七三一部隊だけではなかった。

「一九三三年ごろから、中国各地に設置されていた陸軍病院で、捕らえた中国の人々を軍医教育のために『手術演習』として生きたまま解剖したり、人体実験をしたりして殺すことが行われていた」(『証言 生体解剖』同文舘出版)

全体でいったいどれだけの人が殺されたのか、想像するだけで身の毛がよだつ。

戦後医学界を陰で支配する元隊員たち

そして敗戦——。

GHQ(連合国軍最高司令官総司令部)によって、戦争犯罪人の摘発が始まった。しかし、七三一部隊のおぞましい虐殺行為が裁かれることはいっさいなかった。A級戦犯どころか、B級、C級戦犯にすら問われない。それどころか、七三一部隊の存在そのものが隠ぺいされた。

なぜか？　その理由を森村氏は説明している。

「七三一部隊長以下、高級幹部が米国と取引をしたのです。当時の米国にとって、七三一部隊の実験データはのどから手が出るほど欲しかった。そこで、七三一部隊の関係者を戦争犯罪人として訴追しない代わりに、実験データをすべて米国に引き渡したのです」

当時、米国メリーランド州にも、フォート・デトリックという米陸軍の施設が存在していた。医学研究施設という名のもと、生物兵器の開発、実験などが行われていた。その研究員だったエドウィン・ヒルとジョセフ・ビクターは、次のように米国政府に提言している。

「七三一部隊の実験データは、何百万ドルもの出資と長年にわたる研究の成果だ。このような貴重なデータは、われわれ米国の研究室では得ることができない。それがたった七〇〇ドルのはした金で手に入る！　まさに格安の買いものである。したがって、七三一部隊の隊員を戦犯として訴追しないことを求める」

まさに決定的証拠である。こうして両手が鮮血でまみれた三〇〇〇人の隊員たちは、ひそかに復員軍人の群れにまぎれ込んだ。

私は少年のころ、『私は貝になりたい』というドラマを見た。その衝撃はいまだに胸に刺さっている。上官の命令で震えながら捕虜を銃剣で突いて殺した二等兵が、戦後、ＧＨＱに捕らえられ、Ｃ級戦犯として死刑判決が下される。フランキー堺演じる理髪店の男は、一三階段を昇るときこうつぶやくのだ。

「もう、人間はいやだ。今度、生まれ変わるなら、そうだ……私は貝になりたい」

一方、ＧＨＱの訴追を逃れて全国に散った七三一部隊の元隊員たちは、その後、どうなったか。なんと、彼らの多くは戦後の医療現場に何食わぬ顔で復帰した。大学の医学部教授や、製薬会社の研究所幹部、あるいは社長などに昇りつめた元隊員も多い。

非加熱製剤で血友病患者にＨＩＶ感染を蔓延させた旧ミドリ十字の設立者、内藤良一（りょういち）は元七三一部隊の幹部で石井四郎の片腕だった。京都府立医科大学の元学長、吉村寿人（ひさと）も七三一部隊で人体実験を行っていた。陸上自衛隊衛生学校の元校長、園口忠男も同じ。戦後日本の医学界の重鎮は、七三一部隊の生き残りで占められていたといっても過言ではないのである。

ワクチン利権のルーツがここにある

七三一部隊で研究、開発されていたペスト菌など生物兵器は、味方をも襲うことがある。よって、ワクチンの研究、開発も平行して行われていた。化学兵器を開発するときに、解毒の研究も同時に行われるのと同じだ。

生物兵器の開発においては、被験者の五〇パーセントに感染を引き起こす値「ＭＩＤ50」を調べることがまず重要となる。七三一部隊では、ペスト、チフス、赤痢、コレラ、炭疽菌など八種類の病原体の「ＭＩＤ50」が確認されていた。当然、「マルタ」に感染させる生体実験でなければ得られない数値である。

さらに、七三一部隊の少年隊員だった篠塚良雄氏は、二〇〇四年に出版した著書『日本にも戦争があった』で次のように告白している。要約して紹介しよう。

「七三一部隊では、当時、ペストのワクチンを開発していました。私の所属した班でも、五人の中国人を使って人体実験と生体解剖を行いました。四人には、四種類のペスト・ワクチンを注射しました。比較用の対象者、一人にはワクチンを注射しません。

一カ月後、五人全員にペスト菌液、一ccを注射。この注射によって五人全員がペストにかかりました。最初に発病したのは、ワクチンなしでペスト菌を注射された男性。二、三日後には高熱が出て顔が青ざめ、翌日には瀕死の状態となり、顔が黒っぽく変わっていきました。『マルタ』の管理をしている特別班の隊員によって、裸のまま、まだ息のある状態で担架に乗せられ、私たちが待機している解剖室に運ばれてきました。全身をゴムの防護衣に包んだ軍医少尉が聴診器で心音を確認。軍医少佐から『始めよう』と命令が出ました」

こうして生きながら解剖され、とり出された臓器は、「標本」として研究材料となった。そのほかの病原体についても、同様の実験がくり返された。心が凍る光景である。さらに、病原体の感染力の測定や、未知の病原体の発見も進められた。感染力の強い菌株を得て〝細菌爆弾〟をつくり、空中散布するためである。

一九四五年八月九日、ソ連が突如参戦し満州に進撃してきた。

「この日から七三一部隊は、細菌兵器の開発や使用、被験者虐殺などの証拠を隠滅することに全力を傾けます。まず、生き残っていた『マルタ』を全員殺害し、遺体を焼却して捨てました。実験を記録した書類やフィルムなども焼却。主要施設は工兵隊によって爆破されました。また、部隊員やその家族は、ソ連に捕らえられないように特別列車で早く帰国。そのおかげで、ソ連や中国の捕虜になった七三一部隊の幹部や部隊員は、わずかしかいませんでした」

終戦後、日本を占領した米国政府は、労せずしてこれら貴重な医学データを丸々入手した。そのデータはロックフェラー研究所（のちのロックフェラー大学）などの手に渡り、製薬会社のワクチン開発の基礎となった。さらに、米国の生物兵器の研究機関と七三一部隊出身者との間に、太いパイプができ上がった。

七三一部隊による〝貴重な〟生体実験データを入手し、十分に満足したのがロックフェラー財閥だ。彼らこそ世界の医療利権のトップに君臨する者たち。ロックフェラー研究所はその総本山である。同研究所では、ワクチンや医薬、生物兵器まで、さまざまな開発、研究が行われ、驚くほどのノーベル賞受賞者を輩出。ロックフェラー財閥の資金力、政治力からすれば当然の結果だろう。

ロックフェラー財閥の「最終目標」

二〇世紀前半からロックフェラー財閥は、その支配力を石油・化学産業のみならず、医療・

製薬産業にまで拡大してきた。一九七二年には世界戦略の一環として、米国以外に欧州と日本にも拠点を築いた。それがいわゆる「三極委員会」である。

目的は、地球を石油・化学カルテル、および医療・製薬カルテルの支配下に置くこと。そして「新世界秩序」（ニュー・ワールド・オーダー）を構築することだ。米国の正義派ジャーナリスト、ユースタス・マリンズ氏は著書『医療殺戮』でこう記す。

「医療の分野における本当の危機、すなわち世界規模の陰謀が、この領域に侵食していることが明らかになった。陰謀の目的は、人々の健康を計画的に、非常に低いレベルまで低下させることにある。故意に人々の健康を悪化させて得た利益は、いまや一兆ドル（約一〇〇兆円）にも達している」

彼らの目的は、巨額の利益を挙げることだけではない。マリンズ氏は強調する。

「もっとも重要なのは、悪質にも健康問題を利用して、国際政治上の野望、すなわち最終的に世界中の人々を冷酷なニュー・ワールド・オーダーに服従させることである」

そのために、米国では次のような機関が、ロックフェラー財閥の手足となって暗躍している。

①CDC——疾病予防管理センター

②HHS——保健福祉省

③ＰＨＳ――公衆衛生局
④ＦＤＡ――食品医薬品局
⑤ＡＭＡ――米国医師会
⑥ＷＨＯ――世界保健機関

「政府機関の職員が、長年、予防接種の義務化を熱心に進めながら、そのワクチンを製造販売する巨大製薬会社に天下りしている。偶然の一致とは考えられない」

日本も同じだ。子宮頸がんワクチンなどの接種推進に、政治家も官僚も血道を上げている。莫大な利権のおこぼれにあずかれるからだ。むろん、その背景には地球を支配するロックフェラー財閥が君臨。まさに、いずこも同じ底なし沼である。

マリンズ氏は、こうした陰謀の黒幕たちを「寄生虫」と呼ぶ。寄生虫は、教育やマスメディア、政府を操ることで宿主から振り払われないようにし、さらに医療システムを支配して、危険な医薬を与えて宿主を弱体化させている。

宿主とは、むろんわれわれのことである。こうして彼ら寄生虫は、われわれにとりついているのだ。マリンズ氏には私たちにこう警告する。

「薬づけになっている宿主たちに、危険が迫っていると必死で警告しているが、逆に反感を買うはめになっている。なぜなら、すでに宿主たちは一種のまひ状態におちいっていて、最終的な死を待つだけの状態にあるからだ」

まさにワクチン幻想こそ、マリンズ氏が警告する「まひ状態」そのもの。別のいい方をすれば「洗脳状態」である。

「〝現代医学教会〟は、病気に感染する危険は〝聖なるワクチン〟によってのみ、まぬがれることができると主張する。そして、生体に病原体という異物を注入すると〝医学の奇跡〟がもたらされ、一生涯その病原体に対する免疫が与えられるという」

「現代医学の中でももっとも深く根づいているのは、間違いなく多くの予防接種プログラムである。これらは医療独占体制にとって、一番安定した利益を得られる方法でもある」

日本はいまや世界のワクチン実験場

英国の文明批評家、デーヴィッド・アイク氏は、豚インフルエンザも鳥インフルエンザも、人工的につくられたものであると告発する。

「豚インフルエンザ・ワクチンが、地球上すべての人々に強制されようとしているいまほど重要なときはない。豚インフルエンザ・ウィルスは、すべての人類にワクチンを強制するために大規模パニックを引き起こすよう、研究室で人工的につくられたものだ」

「ウィルスの製造とばらまきが、長期的に計画されたワクチン接種計画を実行するためのものだとすれば、結論はひとつ。豚インフルエンザはたいした問題ではない。危険なのはワクチンだ」（「ニューズ・レター」二〇〇八年七月九日）

日本はいまや、世界を代表するワクチンの実験場と化している。私たちは〝かれら〟のたくらみに、どう立ち向かえばよいのだろうか。

「すべてのワクチンをとにかく拒否すること。障害者、死者になりたくなければ！　なぜなら、障害者、死者をつくることが政府の仕事だからだ」

あまりに過激すぎる意見だと、反発する人もいるだろう。純真な人ほど、政府がそんな恐ろしいことをするはずがないと首を振るはずだ。しかしアイク氏によれば、それが地球を支配する〝闇の権力〟の正体である。

アイク氏は、もともとワクチンは不要なものだと断言する。

「ワクチンによって撲滅したと主張されている病気は、ワクチン導入前から減少している。病気を止めているのは、人体の強力な免疫システムがフル稼働しているからだ。ワクチンはその邪魔をしているだけである」

私たちを支配する〝ワクチン信仰〟。しかし、洗脳に気づき始めた人々も少なくない。反対運動は、いま世界中に広がっている。

「デイヴィッド・ロックフェラーが、ワクチンビジネスと大量虐殺の罪で指名手配――」

インターネット上に、ひとりの婦人が「告発状」を掲載し、話題になっている。

「私たち夫婦は、産科学の教育者になるため学んできました。その間に得た情報、論文、報告などによって、予防接種のすべてがペテンの代物であることを知りました。それどころか致死的に子どもたちの体や脳を損なう、有毒なものなのです。約二〇年前、夫と私は五人の子どもたちに予防接種をさせないことを決意しました」

こうして、デイヴィッド・ロックフェラーをはじめ、国際政治学者のヘンリー・キッシンジャー、英国のエリザベス女王らを告発したのである。

ワクチンによる〝かれら〟のバイオテロ犯罪を告発した例としては、一八五ページで詳述するオーストリアの女性ジャーナリスト、ジェーン・ブルガマイスターが有名だ。しかし、いまや一介の主婦が、ロックフェラーらを名指しで告発する。市井(しせい)の人々ですら〝かれら〟の悪事に気づく時代になったのだ。

第4章

ワクチンを〝丸裸〟にせよ！

ウシ、ブタ、トリ……〝獣の血〟が体内に

ウシ、ブタ、ウマ、ヒツジ、クジラ、ニワトリ、サル……ワクチンに使われている動物由来原料の例である。まるで動物園ではないか。

ワクチンには、これら動物の体液、血液などが使われている。当然、注射すれば異物（非自己）として体内に入り込む。中世の西洋医学では、動物の血液を患者に注入するというおぞましい医療行為が行われていていたが、患者の半数以上は苦悶のうちに死んだという。国際自然医学会会長、森下敬一博士は警告する。

「これらを食べものとして口から食べるぶんには問題ありません。しかし、注射などで人の血液中に入れてはいけない。異種たんぱくですから、当然、拒絶反応が起きますよ」

さらに、保存剤として配合されているのが、有機水銀化合物のチメロサールだ。前出のアイク氏は警告する。

「水銀は、子どもの自閉症とも関係のある毒で、脳機能を損なう恐れがある。よって妊婦は、

水銀をふくむ可能性があるマグロを食べないよう警告されている。それでも政府と衛生当局は、水銀をふくむ物質を注入することに賛同したのである」

ワクチンは体だけではなく、精神をも破壊する。驚くなかれ、〝かれら〟はこれくらいのことは平気で行う。

ほかにも、防腐剤として発がん物質のホルマリンや、やはり脳を損傷するおそれのある重金属、水酸化アルミニウムなども配合されている。こうした有毒物質の危険性について、母里博士に聞いた。

筆者――〝獣の血〟を輸血しているのと同じでは。

母里――まさにそうです。しかも、何が入っているかわからない。いくらきれいに精製しても、異物は異種たんぱくとして残ります。サルの腎臓も使っているし、ニワトリの卵も使っている。だから「卵アレルギーがある」といえば、インフルエンザ・ワクチンを拒否することができます（苦笑）。

筆者――大変な拒絶反応が起こるのでは。

母里――だから現在、こんなにアレルギーやアトピーが増えているのだと思っています。だけど、誰も指摘しない。異物を体内に直接入れる……そんなことが行われるようになったのは、近代医学が生まれたつい最近のこと。将来のある子どもたちのことを考えたら、絶対にできないことです。

筆者――海外の文献には、「豚インフルエンザ・ワクチンに、八〇数種類もの有毒・異物成分が確認された」とある。とくにアジュバントには、断種のための不妊剤が入っているという。

母里――動物に不妊をもたらす成分が入っているという話は聞きます。まさか不妊政策のために入れているとは……恐ろしいことです。

筆者――厚労省が作成した赤ちゃんの予防接種スケジュール（表4）を見ると、「生後二、三カ月で注射を打て」と書かれている。

母里――いくら少量とはいえ、一〇回も針を刺して……どうしようもありませんね。日本は世界一、乳児死亡率が低い国。なのに、乳児死亡率が高い米国のまねをしていいのでしょうか。こんなものを打っていたら、今後、乳児死亡率は悪化しますよ。

表4　推奨されるワクチン接種スケジュール

2カ月	インフルエンザ菌b型（ヒブ）①、肺炎球菌①、B型肝炎①
3カ月	ヒブ②、肺炎球菌②、B型肝炎②、DPT（ジフテリア、百日咳、破傷風）①、BCG①、ポリオ①
4カ月	ヒブ③、肺炎球菌③、DPT②
5～11カ月	B型肝炎③、DPT③
6カ月以降	インフルエンザ（年1度。12歳までは2回ずつ）
12～15カ月	ヒブ④、肺炎球菌④、DPT④、ポリオ②、MR（麻疹、風疹）①、水ぼうそう①、おたくふくかぜ①
3歳	日本脳炎①～②
4歳	日本脳炎③
5～6歳	MR②、水ぼうそう②、おたふくかぜ②
9歳	日本脳炎④
10歳以降	子宮頸がん①～③、MR③～④、ジフテリア·破傷風の追加接種など

※厚労省の指導で日本小児科学会が作成
※数字は何回目かを表す

風疹は三日で治る「軽度の感染症」

ほかによく知られるワクチンに、風疹ワクチンがある。

二〇一三年の春から夏にかけて〝大流行〟が報じられた風疹だが、いったいどんな病気だろうか。医学専門書に記されているアドバイスは、意外なほどあっさりとしている。

「軽度の感染症。治療をしなくても完全に治る」

『広辞苑』の記述も、「赤い発疹と発熱が特徴。二〜三日で治癒する」とあっけない。風疹の別名は「三日はしか」。心配するような病気ではないのだ。

ところが医療マフィアは、「妊娠中の母親が感染すると、赤ちゃんの心臓や目、耳などに障害が出るおそれがある」と脅す。しかし、感染するのは大人ではなく、ほとんどが子どもなのだ。

もし私たちが風疹ワクチンを受ける場合、多くは「はしか・風疹混合ワクチン」を注射されることになる。では、「医薬品添付文書」を見てみよう。

まずトップには、多くのワクチン同様「劇薬」とある。毒性が強く、ときに死ぬこともあるという意味だ。原材料には、先ほど述べた動物由来成分が多くふくまれている。

製法はこうだ。

はしかウィルスをニワトリの胚細胞で増殖させた液に、ウサギの腎臓細胞で培養した風疹ウィルスを混合。安定剤を加え、凍結乾燥する。工程でブタの膵臓を原料に使用。さらに、そのほか血清など「動物種および原産国が明らかでない生物由来原料」を使用……。

なんとも不気味である。

「注意」として、接種後、発熱などアレルギー症状を呈したことがある人、さらに接種前に、必ず問診、検温、診察を行うこと、妊娠可能な婦人は、約一カ月間、避妊したあと接種すること、ワクチン接種後、約二カ月間は妊娠しないように注意することとある。

「軽度の感染症」への予防にしては、ものものしすぎる。避妊を勧めるのは、明らかに催奇形性があるからだ。「併用禁止」とする医薬品も九種類。強い相乗毒性がある証拠だ。

さらに臨床試験で「接種で小児三九・六パーセントに副反応が現れた」という。一〇人に四人とは、なんと恐ろしい発症率か。具体的には次のような症状だ。

「接種直後から、数日中に過敏症状として、発熱、発疹、じんましんなどが見られた。接種後、五～一四日で、一〇パーセント前後に三七・五度以上、三八・〇度以下の発熱、四パーセント以上に三八度以上の発熱（最高四〇・一度）、約八パーセントに発疹が見られた。また、不機嫌、食欲不振、鼻漏、咳、下痢、おう吐、リンパ節症、眼やになどがみられた」

それだけではない。「重大副作用」がさらに襲う。ショック、アナフィラキシー、脳脊髄炎（発熱、頭痛、けいれん、運動障害、意識障害）、脳炎、脳症、けいれん……。これらは死亡することもある副作用である。

ジフテリア、破傷風、百日咳の「感染可能性」

三種混合ワクチンもよく知られたワクチンだ。三種というのは、ジフテリア、破傷風、百日咳を指している。

ジフテリアは、ジフテリア菌による感染症。気管上部、眼、耳、皮ふなどが冒され、その毒素により昏睡、心筋炎などの全身症状が起きることもあるという。

こう聞くと恐ろしげな病気のようだ。では、いま日本にジフテリア患者はどれだけいるのか。調べて拍子抜けした。一〇年間で二一人、一年でたった二人とは……。つまり日本では、ほぼ消滅している病気なのだ。

一方、先ほどから述べてきたように、ワクチンの副作用は枚挙にいとまがない。ジフテリア予防接種で患者を三〇〇〇倍も爆発増させたナチスドイツの愚行を、いま一度思い出していただきたい。

破傷風の患者数も、年間で約一〇〇人ときわめて少ない。患者の九割以上は、四〇歳以上の中高年だという。日本人、一億三〇〇〇万人が破傷風にかかる確率は、なんと一二〇万分の一。宝くじに当たるようなものである。

破傷風菌は、日本全国の土壌に広く存在している。傷口などから侵入して発病するとされているが、清潔を心がけていればまったく怖くはない。一〇〇〇億円単位の血税を投じ、国を挙げて予防接種を強行する必要がどこにあるのか。

それでは、三種混合ワクチンの「医薬品添付文書」を見てみよう。冒頭にはやはり「劇薬」の二文字。さらに、発熱している者、重篤な急性疾患がある者、本剤成分でアナフィラキシーを起こした者は接種をしてはならないとの〝警告〟が記されている。

原材料には動物成分のウシ（肝臓、血液、肉）、ブタ（胃）、ウマ（血液）、クジラ（心臓）、さらにヒト（血液）がふくまれている。

さらに各細菌の毒素を、発がん物質であるホルマリンで滅菌して抽出したものを配合。そのほか添加物として、有機水銀化合物のチメロサール、塩化アルミニウム、水酸化ナトリウムなどが配合されている。

また、「注意」の欄には、「チメロサール投与により、発熱、発疹、じんましん、紅斑(こうはん)、掻痒などが表れるとの報告がある」と記されている。「重大副作用」は、呼吸困難、浮腫、脳症、発熱、四肢まひ、けいれん、意識障害、発赤、腫張、水疱、疼痛、特発性血小板減少性紫斑病など。副作用のほうがはるかにおぞましく、すさまじい。それは、どのワクチンも同じだ。

ヒブ——「抗菌剤」の乱用が悪化の原因?

ヒブ感染症は、正式には「ヘモフィルス・インフルエンザ菌b型感染症」という。頭文字が「HIB」であることから、「ヒブ」と称される。

年間患者数は約六〇〇人。感染者の六六パーセントは〇~一歳児、三四パーセントが二~四歳児だ。乳幼児に特有の感染症なのだ。気になる死亡率は、二~五パーセントという。

ヒブに感染した場合、抗菌剤が投与される。この抗菌剤がまず問題だ。副作用は、横紋筋融解症(筋肉が溶ける!)、アナフィラキシー・ショック、けいれん、下痢、カンジダ症などが警告されている。また、ほかの薬剤といっしょに投与すると、相乗毒性を示すこともある。抵抗力のない、それもヒブの感染症で弱っている乳児に、これだけ副作用のある抗菌剤を投与すれば、どのような結果を招くか。ぐったりする、けいれん、意識消失といったヒブの症状の正体は、投与された抗菌剤の副作用である疑いが濃厚だ。

もっといえば、ヒブの犠牲者のほとんどは抗菌剤の副作用死ではないか。ならば、二～五パーセントというヒブの死亡率ははるかに下がる。

ヒブ・ワクチンは、厚労省が推奨する「ゼロ歳児予防接種スケジュール」に組み込まれている。そこでは、生後二カ月から月一回ペースで、三回も注射するよう勧められている。ワクチン毒も乳児に襲いかかるのだ。

さらに厚労省は、ヒブ、子宮頸がん、肺炎球菌の三ワクチンを「ワクチン接種緊急促進事業」に指定。一〇八五億円もの血税を自治体に交付している。政府がここまで積極的に推進するヒブ・ワクチンの正体とは？

商品名は「アクトヒブ」。囲み枠で強調された「警告」が目を引く。

「本剤は、ウシ成分（フランス産ウシの肝臓および肺由来成分、ヨーロッパ産ウシの乳由来成分、米国産ウシの血液および心臓由来成分）を製造工程に使用している。本剤接種による伝達性海綿状脳症（狂牛病）のリスクは理論的にきわめて低いものと考えられるが、本剤の使用にあたってはその必要性を考慮のうえ接種すること」

早くいえば、狂牛病リスクは否定できないということだ。そんな不安のあるワクチンをゼロ歳児に打てと、政府は勧めている。

副作用は、ショック、けいれん、下痢、おう吐など。また、「接種後、高熱、けいれんなどの異常な症状を呈した場合には、すみやかに医師の診察を受けること」と警告されている。要するに、こうした急変が実際に起こっているのだ。

ヒブは乳幼児特有のかぜ（かぜ症候群）の一種だ。くわしくは拙著『病院で殺される』（三五館）をご覧いただきたいが、そもそもかぜに治療薬はない。寝ていれば治る。三日ほどで、体内にはウィルスへの抗体が生まれる。そうすればウソのように回復する。

かぜが悪化するのは病院に担ぎ込み、さまざまな抗菌剤や解熱剤を乱用されるからだ。つまり薬剤の副作用である。それを医者は勘違いして、さらに強い薬を投与する。症状はさらに悪化する。最後は悲しい死が待つ。これが〝病院で殺される〟メカニズムなのだ。

ロタウィルス――必要以上に怖がることはない

一九七三年に発見されたロタウィルス。おもに乳児に感染し、おう吐や下痢症状を引き起こす。乳児性下痢症ともいわれている。

先進国では、ロタウィルスによる胃腸炎で死亡することはまれだ。感染を避けるには、まず「乳児は人混みを避ける」。この専門家のアドバイスがもっとも的確だろう。

専門書によれば、治療法はない。むしろ下痢止め薬などを使うことは回復を遅らせるという。つまり、水分、ミネラルを補給し、自然治癒を待つ。それが最善の対応なのだ。

危険を冒してまで、ワクチンを接種する必要などまったくない。しかし厚労省は、ヒブと同じく「ゼロ歳児予防接種スケジュール」にねじ込み、生後二カ月から三回投与することを推奨している。

では、ワクチンの「医薬品添付文書」を見てみよう。

商品名は「ロタリックス」。このワクチンは注射ではなく、内服薬だ。冒頭に「劇薬」とあり、動物由来成分がふくまれているのは、ほかのワクチンと同様である。生後二カ月の赤ん坊に「劇薬」を飲ませる狂気……。

さらに、大規模な調査で、次のような副作用が認められたという。

「本剤の初回接種から三一日間における腸重積症の発症頻度の増加が示唆されており、そのほとんどが、初回接種後七日以内に認められている」

腸重積症は、小腸が大腸の中に入り込む緊急を要する病気だ。乳児の保護者には、事前に以下を伝えるよう指示している。

「腸重積を示唆する症状（腹痛、反復性のおう吐、血便排泄、腹部膨満感、高熱）を呈した場合には、すみやかに医師の診察を受ける」

生後わずか二カ月足らずの赤ちゃんに、これだけの副作用リスクはあまりに過酷だ。

おたふくかぜ・はしか――かかるなら小さいうち

おたふくかぜの正式名は「流行性耳下腺炎（じかせん）」。ウィルス感染が原因である。子どものころにかかりやすい病気の代表で、耳の下が腫れて「おたふく」顔になることからこの俗称がつけられた。

おたふくかぜは、一度かかると一生有効な免疫がつくられる。よって、二度と感染することはない。大人になってから感染すると重症化しやすいため、早いうちにかかっておいたほうがよいという専門家も多い。

病名にはっきり「かぜ」とついている。要するに、おたふくかぜは特殊なかぜの一種だ。かぜである以上、治す薬はない。ゆっくり寝ていれば治るのは、普通のかぜと同じである。

では、ワクチンの「医薬品添付文書」を見てみよう。製造工程は以下のとおり。

「ウィルスを鶏卵で培養し、精製、安定剤を加えて乾燥したもの。さらに製造工程でウシ（血清・乳）、ブタ（膵臓）を使用」

副作用は、発赤、じんましん、紅斑、掻痒、発熱、耳下腺腫張、おう吐、咳、鼻汁など。これらは一過性で治まるが、気になるのは「重大副作用」である。たとえば、アナフィラキシー、無菌性髄膜炎、急性脳脊髄炎、脳炎・脳症、血小板減少性紫斑病、難聴、精巣炎……。アナフィラキシーは急死の危険がある。急性脳脊髄炎や脳炎は、脳性まひなどの後遺症が残る場合がある。

最後に、はしかについても軽く触れておこう。

はしかは、はしかウィルスによって発症する。特徴は発疹で、そのほか、三八度前後の発熱、鼻汁、咳、結膜充血などが見られる。

おたふくかぜと同様、はしかも一度かかると、二度とかからない。これが免疫の力である。人体にそなわった自然治癒力の妙であろう。古代ギリシャの医聖ヒポクラテスも述べている。

「人は生まれながらに、一〇〇人の名医を持っている」

一〇〇人の名医とは免疫力であり、自然治癒力である。感染症にかかることは、その力を鍛えるチャンスでもあるのだ。

第5章

ワクチンはこうして誕生した

〝予防接種の父〟ジェンナーの大罪

英国の医師、エドワード・ジェンナー（一七四九～一八二三年）。〝予防接種の父〟としてあまりに有名な人物である。

ジェンナーが生きた一八世紀、欧州では天然痘が猛威をふるっていた。当時の医学者の悲願はこの感染症を撲滅することであり、ジェンナーもそのひとりだった。

あるとき彼は、牛痘（ぎゅうとう）（牛痘ウィルスによる感染症）にかかった人は、以降、天然痘にかからないということに気づいた。そこで一七九五年、彼は八歳の少年に、牛痘にかかった乳しぼりの農婦のおできの膿（うみ）を接種した。六週間後、今度はこの少年に天然痘を接種したところ、少年は発病しなかった。

ジェンナーは「膿の中の何かが、少年の体内で天然痘を防いだ」と判断。声高らかに「牛痘の接種で天然痘が予防できることを発見した！」と発表した。たったひとりの〝人体実験〟だけでよくもいえたものだ、と呆れる。

当時は、フランスのルイ・パスツールが細菌を発見する一〇〇年近くも前のころ。病原体の存在すら知られておらず、免疫反応も知られていなかった。まさに手探り状態で、天然痘を防ぐための「種痘法」は開発された。これがワクチンの起源である。英国議会はジェンナーの偉業を称え、総額三万ポンド（約五〇〇万円）を与えた。

教科書には、ジェンナーが大流行していた天然痘を撲滅させたとある。私も学校でそう習った。ところが一方で、次のような批判もあるのをご存じだろうか。

「ジェンナーの仕掛けた罠が、天然痘撲滅というウソを産み、〝ワクチン信仰〟を確立させた」（『医学と健康』二〇〇八年一一月二二日号）

はたしてどちらが正しいのか。具体的に見ていこう。

・天然痘――爆発的猛威に、ドイツ、英国が相次いで種痘を禁止！

ジェンナーの種痘法は、英国をはじめ欧州各国で熱狂的に受け入れられた。欧州のすべての幼児が牛痘の接種を受けるようになった。ところが意に反して一八〇〇年代後半、欧州で天然痘は収まるどころか爆発的に流行することとなった。

当時の天然痘の猛威たるやすさまじい。もっとも被害が大きかった一八七〇年から七一年にかけては、ドイツ国内だけで一〇〇万人以上が罹患、わずか一年で一二万人が死亡した。そして驚くべきことに、そのうち九六パーセントが種痘を受けていた。種痘を受けなかった人はわずか四パーセント。このデータから、種痘は天然痘を防ぐどころか、爆発的流行の原因になっていたことがわかる。

当時のドイツ宰相、オットー・フォン・ビスマルクは、各州政府に緊急通達を送った。そこにはこう書かれてあった。

「おびただしい数の天然痘患者は、種痘が原因である。〝天然痘を予防する〟という牛痘接種は完全な偽りである」

英国でも同様の悲劇が起こった。種痘が国内全土に広まったとたん天然痘の流行が始まり、たちまち二万人近くが死亡。流行は毎年拡大し、ついに一八七二年には、死者四万四四八〇人に達する。

それでも国家による強制種痘は続行された。拒否する者は刑務所に入れられた。おびただしい犠牲者を出し続けながら、ようやく一九四八年、英国政府は種痘を禁止した。

明治維新、文明開化に浮かれる日本人に、このような悲劇の知らせはまったく届かなかった。ワクチン利権に目をつけたロックフェラー財団などの医療マフィアが、情報を徹底的に隠ぺいしたからだ。

明治政府は一八七二年、英国にならって強制種痘制度を導入。しかしその後、一八九二年には一六万五七七四人もの天然痘患者が大発生し、二万九九七九人が死亡している。欧州と同じ悲劇をたどりながら、明治政府はその愚策に気づかなかった。

その後も悲劇は続く。母里博士（前出）は次のように告発する。

「日本から天然痘がなくなって、天然痘で命を落とす人がゼロになってからも、種痘の義務接種は続けられ、ワクチンの副作用による健康障害で亡くなる子どもが出続けたのです」

日本では一九五五年を最後に天然痘患者は出ていない。私はこの事実を初めて知ったとき、愕然（がくぜん）とした。私は五〇年生まれだが、小学校のとき、種痘を強制的に接種されていたからだ。

「英国では一九四八年に義務接種をやめています。日本では七六年まで、最後の患者が出てから二〇年以上も子どもたちに打ち続けました。その結果、種痘の副作用のために亡くなった子どもは年間およそ一〇人にのぼっていたのです」

天然痘患者は二〇年間ゼロ。続行された予防接種による子どもの死者は約二〇〇人。国家による国民への生物テロそのものだ。

七〇年代、日本各地で一四六件ものワクチン被害の集団訴訟が続出。うち八一件が天然痘ワクチンによる被害だった。

「脳炎による死亡や、重い後遺症を残す被害ばかり。犠牲者のほとんどがゼロ歳児、一歳児なのが痛ましい限りです。結局、種痘が中止される一九七六年までに、認定されただけでも一五八六人の被害者を出してしまいました」

「天然痘が国からなくなって二〇年もたっているのに種痘を打ち続けていた日本という国は、いったいどういう国なのでしょうか」

母里博士の嘆きだ。

米国では、二〇〇三年、七州が天然痘ワクチン接種を中止した。理由は接種後に、心臓発作で急死した人が三人も現れたためだ。

米国政府は、生物兵器によるテロ対策として、軍人と医療関係者を対象にした天然痘ワクチン接種が推進されていた。しかし、なんという皮肉だろうか。これでは国家が生物兵器テロを国民に対して行い、殺したに等しい。そのほかの州では続行されたが、副作用の被害を受けても補償金が支払われないことがわかったため、接種を受ける人は激減した。

「ワクチン神話」はこうして崩壊した

そのほかの伝染病も、予防接種の強制によって爆発的に感染を拡大している。

・ジフテリア――患者が三〇〇〇倍に爆発増！

独ナチス政権は、第二次世界大戦以前から国家規模でジフテリア予防接種を強制していた。にもかかわらず、一九三九年九月には、ドイツ国内のジフテリア患者数は一五万人にものぼっている。

一方、当時ノルウェーは、前述のようにジフテリア予防接種をまったく行っていなかった。同国のジフテリア患者数は、たった五〇人。比較すると、ドイツの患者数は三〇〇〇倍である。けた外れの発病率だ。このデータは、ジフテリア・ワクチンのすさまじい副作用を証明している。

・ポリオ――発病の原因はすべてワクチン！

米国において、ポリオ予防接種を実施した州のポリオ患者数は、接種を実施していない州の七倍に達している。ここでもやはり、ワクチンは恐ろしい感染源だと証明されている。

『ワシントン・ポスト』紙（一九八八年一月二六日付）は、ワシントンで開かれたある医学会議で、次のような発表があったと報じている。

「一九七九年以降、発生したポリオ患者は、すべてポリオ・ワクチンが原因だ」

なぜなら「自然発生型（野生型）ポリオウィルスが原因の患者は、ひとりも発見されていない」からだ。

しかし不可解なことに、米国政府によるワクチン推進政策は続行されたままである。

・インフルエンザ――ワクチン完全無効を証明！

インフルエンザ・ワクチン無効の決定的証拠が、前出「前橋レポート」だ。ワクチンを接種した地域と、しなかった地域を比べたところ、発症率にまったく差がなかったのだ。

この時点で、全国で行われているワクチン接種は、即刻中止されるべきだった。なぜなら、死亡をふくむ重大な副作用が頻発していたからだ。ところが国は、いまだに強行している。なぜか？　巨大ワクチン利権が中止を許さないからだ。ただ、それだけの話である。「前橋レポート」の存在すら、新聞、テレビなど大手マスコミはまったく触れない。製薬会社から巨額広告料をもらっている以上、絶対タブーなのである。

・スペインかぜ――兵士に強制された予防接種で発症！

スペインかぜとは、一九一八年、第一次世界大戦勃発の年に世界を襲った、感染者六億人、死者五〇〇〇万～一億人ともいわれる惨禍だ。その症状は、普通のかぜとはけた違いの異常なものだった。

スペインかぜの原因も、予防接種である。ちょうどこの年、戦地におもむく連合軍の兵士全員に、インフルエンザの予防接種が強制されたのだ。

患者の多くは「サイトカイン・ストーム」（免疫嵐）と呼ばれる症状を発症し、息を引きとった。それは、サイトカインというたんぱく質の過剰生産によって起こる。すると免疫がコントロール不能状態になり、大暴走を始める。免疫は通常、ウィルスや細菌などの外敵を攻撃する。それが自分の体をも攻撃するようになる。最悪、死亡する重篤症状だ。

ジョン・バリー著『グレート・インフルエンザ』（共同通信社）という文献にも、次のような記述がある。

「死にいたらしめたのは、免疫システムの非常に強い反応そのものだった。若い成人はウィルスに対して強い免疫システムをそなえていた。この免疫反応のために、肺に体液と細胞の残骸がたまり、酸素を交換できなくなった。つまり免疫反応に〝殺された〟のだ」

後述するが、このサイトカイン・ストームのメカニズムを応用し、ＷＨＯがワクチン型生物兵器の開発をくわだてたという告発もある。背筋の凍る話だ。

ロックフェラー、ロスチャイルドの「医療支配」

むろん医療マフィアたちは、ワクチンが無効かつ有害であることを認めない。それどころか、次のような「ワクチン神話」を、教育やマスコミ、医学界を通じて流し続けてきた。

①ワクチンには効果がある
②ワクチンの成功率は高い
③ワクチンは安全である
④ワクチンに危険成分はない

しかしこれまで述べてきたように、現在ではこれらの〝神話〟はことごとく否定されている。神話と現実はまったく異なるのだ。

英国のＮＰＯ団体、コクラン共同計画は、次のように指摘する。

「ワクチンが感染を防ぐという証拠も、合併症を防ぐという証拠もない。実験のほとんどすべてが不適切である」

「効果があったとされる研究は、すべて製薬産業が資金を提供している研究であった」

要するに、ヒモつきということだ。カネで買われた研究報告に、いったいなんの意味があるのか。前出のデーヴィッド・アイク氏も、次のように批判する。

「製薬産業が後援している研究は、そのほとんどが超一流の雑誌に発表される」

こうして〝かれら〟はクモの糸のように、ワクチン神話というニセ情報を世界中に紡いできた。クモの糸を広めることに加担したのは、医学界、巨大医療ビジネス、WHO、CDC、国民健保、マスコミなどだ。人類は、そのクモの網の目に絡めとられている。

アイク氏はさらに断罪する。

「WHO事務局長のマーガレット・チャンは、ありもしない豚インフルエンザ・パンデミックを宣言し、混乱を利用して権力掌握をはかった。このロスチャイルドとロックフェラーの使い走りは、そのうちワクチンの強制接種を勧告することだろう」

ここまで読まれて、呆然自失の方も多いだろう。学校で習ったこと、教科書に書かれていたこと、メディアで報道されていることと、すべて一八〇度異なるからだ。しかし、それも当然である。近代から現代にかけて、世界の教育やメディアは、ひと握りの権力者たちに支配されてきたからだ。医療に関していえば、ロックフェラー独占体制である。

その中でも、一番安定した利益が得られるのはワクチン利権だ。だからこそロックフェラー財団は、予防接種を米国民に義務化するため、一九世紀から奮闘してきた。よって、ワクチンの評判を落とすような情報は、どんなささいなものでもピンセットでつまみ出し、押しつぶす。

一方で、ジェンナー神話は、地球を牛耳る医療マフィアにとってバイブルともいえる道具だ。だからジェンナーは、子どもが尊敬すべき〝偉人〟として、歴史に名を刻んでいる。まさにそれ自体が、ワクチン利権の維持、強化のための洗脳道具でしかない。

二〇〇三年、良心的医師であるマティアス・ラス氏は、勇気ある行動を起こした。医療ビジネスによる①組織的詐偽、②大量虐殺、③戦争犯罪、④医療犯罪、⑤市場操作などの犯罪行為を告発し、ハーグ国際司法裁判所に訴状を提出したのだ。

彼は現代医療を「詐欺ビジネス」と断罪。製薬業界は「世界最強の政治・軍事中枢に直接的に影響を及ぼしている」と指摘する。つまりは、世界そのものを掌握しているということだ。実際に製薬業界は、ジョージ・W・ブッシュの米大統領選の選挙運動では、最大の企業献金団体になっている。

「この大統領選挙によって、ロックフェラー系投資グループは、ホワイトハウスおよびペンタゴン（米国防総省）と直接的なつながりを持ち、政治決定に対する発言力を確保した」

一方、英国を拠点として影響力を発揮しているのがロスチャイルド財閥だ。ラス医師は、英国ではロスチャイルド財閥が首相と同等の影響力を有していると指摘。つまり、米国のロックフェラーと、英国のロスチャイルド、この二大財閥が世界の医療利権を握っているのだ。

金融、メディア、軍事……すべてを掌握

世界は〝闇の勢力〟に支配されている――こういうと「陰謀論か」と冷笑する向きもあろう。しかし、いまや陰謀どころではない。〝かれら〟は堂々と私たちの前に姿を現して、地球支配を進めている。とりわけロスチャイルド、ロックフェラー両家の影響力は、はかり知れない。

ロスチャイルド家は、中世から続く銀行家の一族である。欧州では国王をはるかにしのぐ権力を掌握していた。初代マイアー・アムシェル・ロスチャイルドは、一七六四年、ドイツにロスチャイルド商会を設立。一八〇〇年代に入ると五人の息子を欧州全土に派遣し、各国を銀行ネットワークで支配した。つまり世界の金融王となったのだ。

一族は一八一五年にイングランド銀行、一九一三年にはＦＲＢ（米連邦準備制度）をわがものと

する。こうして各国の中央銀行を次々と支配下に置き、世界の金融利権を独占的に支配してきた。

中央銀行、つまり通貨発行権を握る。それは「その国を支配する」ということと同義である。ロスチャイルド一族＝中央銀行がお金を刷り、政府に貸しつけて、支配するという構図だ。『旧約聖書』にも「借りる者は、貸す者の奴隷となる」という警句がある。

ちなみに、米国の歴代大統領のうち、トーマス・ジェファーソン（三代）、アンドリュー・ジャクソン（七代）、エイブラハム・リンカーン（一六代）、ジェームズ・ガーフィールド（二〇代）、ウォレン・ハーディング（二九代）、ジョン・F・ケネディ（三五代）の七人は、この通貨発行権をとり戻そうとした大統領だ。いずれも暗殺未遂にあうか暗殺されている。

一方、ロックフェラー一族は、ロスチャイルド家の庇護（ひご）を受け、新大陸・米国で勢力を拡大した。初代ジョン・D・ロックフェラーは石油王の異名をとり、ロスチャイルド財閥と比肩するほどの巨大財閥へのし上がった。いまや世界は、この二大財閥によって完全支配されているといっても過言ではない。

本当なのかと疑う人もいるだろう。では表5をご覧いただきたい。両財閥が所有するおもな企業のリストだ。初めて知った方は、呆然とするだろう。おなじみの超ビッグカンパニーが、ことごとく二大財閥の傘下、つまり支配下にあるのだから。

表5　世界の主要企業

	「ロックフェラー系」企業	「ロスチャイルド系」企業
情報・通信	IBM	AT&T
石油	エクソン・モービル	ロイヤル・ダッチ・シェル
自動車	ゼネラル・モーターズ	フォード
電機・化学	アライド・シグナル	フィリップス、デュポン
重工業・資源	とくになし	アングロ・アメリカン、ビッカーズ
食品	ペプシコ	コカコーラ、ネスレ、ユニリーバ
たばこ	とくになし	フィリップモリス
金融	モルガン・スタンレー、シティバンク	ゴールドマンサックス、バンク・オブ・イングランド
新聞・雑誌	ウォールストリート・ジャーナル、USニューズ&ワールド・レポート、AP通信	ニューヨーク・タイムズ、ワシントン・ポスト、サン、ロイター通信
テレビ	NBC	CBS、ABC
娯楽	とくになし	ウォルト・ディズニー
飛行機・軍事	ボーイング	ロッキード
農業	モンサント	とくになし
製薬	メルク、ノバルティス	ファイザー、グラクソ・スミスクライン

彼らの資産総額は、驚嘆のひと言。一九七四年、米大統領に就任したジェラルド・R・フォードは、ニューヨーク州知事だったネルソン・ロックフェラーを副大統領に指名した。その際の資産調査で、ロックフェラー家の財産が初めて開示された。並木伸一郎著『秘密結社の謎』（三笠書房）では次のように記されている。

「世界中が驚嘆した。その金額は六四〇〇億ドル（約六〇兆四〇〇〇億円）。なんと米国民総生産の半分以上という驚異的な数字だった」

つまり、ロックフェラー一族だけで、米国経済の半分以上を支配しているのだ。

「さらにいえば、ロックフェラー財閥は、世界中が一年間に生み出す二〇〇〇兆円の富のうち、一〇分の一の二〇〇兆円を自由にすることが可能だともいわれている」

さらにその上を行くのが、ロスチャイルド財閥だ。彼らは世界の富の七割を所有しているという。

「推定総資産額は五〇〇〇兆円ともいわれており、世界中の銀行や宝石、金、武器、石油業界、原子力業界、マスメディアを意のままに操ることのできる世界最大の勢力といっていい」

初代マイアー・アムシェル・ロスチャイルドの妻であり、世界支配を強固なものとした五人の息子たちの母親、グートレ・シュナッパーが残した有名な言葉がある。

「私の息子たちが望まなければ、戦争が起きることはありません」

逆にいえば、戦争を起こすのも自由自在ということだ。それは現代においてもまったく変わりはない。第一次、および第二次世界大戦、朝鮮戦争、ベトナム戦争も、すべて〝かれら〟の計画にそって行われたものだ。

世界の軍事企業の売上高、一位はロッキード・マーティン社、二位はボーイング社だが、前者はロスチャイルド、後者はロックフェラーが所有する企業であることを忘れてはならない。戦争ですら〝かれら〟にとっては実においしいビジネスなのである。

ロックフェラーは薬を飲まない

世界の医療利権は、おもにロックフェラー財閥が握っていることはすでに述べた。

そのきっかけとなったのが、一九〇一年、初代ジョン・D・ロックフェラーがニューヨークに設立した「ロックフェラー医学研究センター」だ。日本の細菌学者、野口英世も、一九〇四年から研究員として同センターに勤務していた。一九六五年にはロックフェラー大学と改称され、教育機関としていまも残っている。

ちなみにジョン・D・ロックフェラーは、一八九〇年にシカゴ大学も設立している。孫のデイヴィッド・ロックフェラーは、現在、同大学の名誉総長。ロックフェラー家とシカゴ大学の深い関係がうかがえる。これらがロックフェラー財閥による教育支配の橋頭堡(きょうとうほ)となった。

ロックフェラー大学では、生物学、医学を学ぶ大学院生や、ポストドクター（研修医）が学んでいる。驚くべきは、この卒業生や関係者から、二三人ものノーベル賞受賞者が生まれていることだ。彼らの業績が偉大だったから……というより、ロックフェラーという名のなせるわざである。露骨にいえば、その政治力、経済力がものをいったのだ。

この大学では〝科学史上の大発見〟が数多いとされている。たとえばDNA、血液型、がんウィルス、抗体のしくみ、エイズのカクテル療法などだ。

しかし、怪しい〝大発見〟も目につく。詳細はここでは割愛するが、たとえば血液型の発見。じつは輸血じたいが近代医学における最大の失敗なのだ。血液型はその失敗を〝進化〟させたにすぎない。発がんもウィルスだけでなく食事、ストレス、環境汚染など、複合的な要因によって発生することはいまや常識だ。

要するに、ノーベル賞は、巧妙な大衆洗脳装置なのである。基礎知識として知っておくべきだろう。

また、ロックフェラー系の製薬会社はスキャンダルにこと欠かない。メルク社は、自社のワクチンに危険なウィルスが混入していたことを認めた。同社のワクチン開発責任者だった、モーリス・ハイルマン博士の内部告発がきっかけだ。

ハイルマン博士は全米科学アカデミー会員などを歴任した、優秀な科学者として知られている。そんな博士が、危険なサルのウィルスがワクチンに混入し、そのまま出荷されていた恐れがあると暴露したのだ。同社もその事実を認めている。

ウィルス汚染されたワクチンを打てば、人間はそのウィルスに感染する。当たり前の話だ。これでは、ウィルスを拡散させる〝生物兵器〟そのものではないか。

その一方で、ロックフェラー一族は、自分たちには合成医薬品をいっさい使用しないことで知られる。合成医薬品は石油からつくられる。しかし石油王一族は、現代医学をまったく信用していない。主治医も、代替医療のひとつであるホメオパシーの医師である。

スイスの作家、ハンス・リューシュによる『世界医薬産業の犯罪』（三交社）には、次のような一節がある。

「ロックフェラー家の父親も息子も、主治医はホメオパシーの医師で、その長寿と健康は合成医薬品を決して使わなかったおかげだと考えていた」

つまりロックフェラー一族は、自らが大量生産している医薬品の毒性を十二分に理解している。

では、〝かれら〟の支配下にある企業が大量につくり出すワクチンや医薬品――それらは誰のためにあるのか。もちろん、あなた方のためにある。奴隷をだまして、カネを巻き上げるために存在するのだ。地球上に存在するすべての大衆は、富をしぼりとるだけの商売道具にすぎない。民は愚かに保て――古来より伝わる民衆支配の要諦である。

ウソだと思ったら、テレビの前に座ってコマーシャルをずっと見てみるとよい。なるほど、愚民化とはこういうことか……と気づかなかったら、もはやあなたは立派な愚民のひとりである。それは「家畜」といい換えてもよい。

日本政府は、ワクチン推進に数千億円単位の血税を投入している。そして、国民に必死でワクチン接種を呼びかける。ワクチンを無料化し、大量のCMや広告を投入し、各自治体へ推奨という名の圧力をかける。まるで、何かに突き動かされているかのようだ。

その印象は正しい。政治家も官僚もマスコミも、〝かれら〟の圧力によって、やみくもに奔走しているにすぎない。その頂点に立ち、すべてを操っているのがロックフェラー、ロスチャイルドの二大財閥である。もはや述べるまでもないだろう。

人気ブログ『スロウ忍ブログ』は、次のように断罪する。

「残念ながらいまの日本政府は、売国政治家・売国官僚に乗っとられており、彼らは有色人種の人口削減をたくらむビルダーバーガー（世界支配者）に命令されるがまま、日本人の人口削減を忠実に実行しているのだ。これら〝闇の力〟による支配を告発できるのは、インターネット以外では絶対に無理である。なぜなら、新聞・テレビなどマスメディアは、〝かれら〟に完璧に支配されているからだ。

「世界で日本国民ほどワクチン人体実験に都合のよい国民はいないのではないだろうか。なぜなら、総務省支配下の〝マスゴミ〟と自治体を、うまく利用すれば、都市部の若者から田舎の爺婆（じじばば）まで、簡単に〝洗脳〟し、まるでそれが義務かのように思い込ませて強制できるのだから」

どうやら真実の情報の発信は、インターネット以外のメディアでは不可能になりつつあるようだ。

ワクチンの「在庫処分」が行われている

アジア、アフリカなど有色人種の国々は、ワクチンの「処分場」と化している。〝かれら〟は処分に困った不要なワクチンの在庫処理をしているのだ。

日本においては、天然痘ワクチンがその代表だ。一九四八年、英国で禁止された天然痘ワクチンが、日本では一九八〇年まで続行された。これが在庫処理と、ワクチン業界延命のためでなくてなんなのか。

悪名高い「タミフル」も同じ。くわしくは後述するが、でっちあげ鳥インフルエンザ騒動のとき、日本はタミフルの在庫の約九割を押しつけられた経緯がある。

世界で大騒動になった、でっちあげ豚インフルエンザ騒動も記憶に新しい。空前のウソがばれて、豚インフルエンザに効果があるとされた「H1N1型」ワクチンが何億本とあまってしまった。困った欧米各国は、在庫ワクチンをWHOに引き渡すことを決める。WHOは、それを貧しい国の人々に〝慈善事業〟として押しつけた。

たとえばフランスでは、ニコラ・サルコジ政権が製薬会社から購入した、九四〇〇万回分の未使用ワクチンがあった。同政府は、うち九一〇〇万回分をWHOに供与。英国、ドイツ、ノルウェーなど各国も、これにならった。

イタリアの伝染病学者で、インフルエンザ・ワクチン研究の第一人者であるトム・ジェファーソン博士は、この〝在庫処分〟に真っ向から異議を唱える。

「なぜ途上国にワクチン供与の必要性があるのか？　貧困層にとって一番問題なのは、心臓・循環器疾患であり、ウィルスによる病気は優先度が低い。なのに、一億八〇〇〇万回分も供与する医学的根拠を示せ」

まさに正論である。

世界一の大富豪として知られるマイクロソフト社の創業者、ビル・ゲイツも、この問題に一枚かんでいる。彼は二〇〇〇年、妻とともに「ビル&メリンダ・ゲイツ財団」という団体を設立。表向きの目的のひとつに、発展途上国への予防接種の支援があり、世界銀行、WHO、そしてワクチン業界と提携している。

さらに彼らは「GAVIアライアンス」（ワクチンと予防接種のための世界同盟）というネットワークを設立。目的はなんと、発展途上国のすべての新生児にワクチンを打つことだという。まさに絶句のひと言。その一方で、ゲイツが次のように公言していることも忘れてはならない。

「ワクチンによって人口を抑制することは可能だ」

つまり、この財団の狙いは途上国の人々の健康維持ではまったくなく、人口削減なのだ。とくに、彼らが新生児にこだわっていることに注目したい。WHOのワクチン型生物兵器プロジェクトの第一ステップは、新生児をワクチンによってウィルス感染させることである。

ここ日本でも、新生児へのワクチン接種がやたらと推奨されている。人口削減のための生物兵器による〝先制攻撃〟であることを認識しておくべきだ。

こうしたバイオテロは、決して目新しいものではない。一九九〇年代、すでにゲイツの親友であるデイヴィッド・ロックフェラーは、中南米やアジアなどをターゲットにしたバイオテロを実行に移していた。

その手先となったのがＷＨＯである。狙われた国は、ニカラグア、メキシコ、さらにフィリピン。使われたのは、ロックフェラー財団傘下の製薬会社が開発した、新型破傷風ワクチンだ。その〝人体実験場〟として、これらの国が選ばれたのだ。

しかし、この陰謀は意外なことから露見した。メキシコのカトリック団体が、このワクチン計画に疑念を抱いたのだ。彼らはワクチンの中身を検査にかけた。すると、ｈＣＧホルモンという成分が配合されていた。これは、破傷風とはなんの関係もない成分。それどころか驚くなかれ、ｈＣＧホルモンの正体は「妊娠阻害物質」なのだ。つまり、一種の堕胎薬を投与しようとしていたのだ。

やがてメキシコだけでなく、フィリピンやニカラグアからも、ワクチンからｈＣＧホルモンが検出されたとの報告が寄せられた。九五年、フィリピン最高裁は「国連、ＷＨＯ、ユニセフが三〇〇万人以上の女性を不妊にした」と認め、接種中止命令を発動している。

〝かれら〟の狙いはあまりに露骨だ。早くいえば、発展途上国の人口削減である。識者の中には「あらゆるワクチンにｈＣＧが存在する可能性がある」と指摘する人もいる。日本人も安心してはいられない。

かくして、ジェンナーの大罪から生まれた予防接種という一九世紀最大の〝鬼っ子〟は、人類殺戮のための生物テロ兵器という〝悪魔〟に変身したのである。

もはやこれは〝陰謀〟ではない！

デーヴィッド・アイク氏は、著作『ムーンマトリックス』シリーズ（ヒカルランド）で、世界を支配する闇の勢力を完膚なきまでに暴いている。巨大医療資本を〝ビッグ・ファーマ〟と呼んで断罪し、ワクチンを「間引きのテクノロジー」と告発する。

「世界中の医療体制が〝ビッグ・ファーマ〟の道具にすぎないことを、私は三〇年間も強調してきた。医療は、腐敗と利益追求のおぞましい汚水槽である。〝ビッグ・ファーマ〟は間違っても人間の健康のためにはない。人々を精神的、感情的、肉体的に病気のまま維持することを狙っている」

アイク氏は人類を陰で支配する〝かれら〟を〝捕食者〟と呼ぶ。捕食者にとって人類は、利益を貪るために必要な家畜にすぎない。

「ワクチンは、使わない限りは安全である」

これは米国立衛生研究所の職員だった、ジェームズ・R・シャノン博士の名言だ。まさに皮肉な正論である。もっとも安全なワクチンへの対処法は「打たない」こと。子どもには「打たせない」。これが自分と家族を守る、唯一の選択肢だ。抗がん剤も、向精神薬も同じである。

着々と進行する人口削減計画は、〝陰謀論〟でもなんでもない。国際政治学者のヘンリー・キッシンジャーは、一九七八年、ビルダーバーグ会議で次のように堂々と述べたという。

「世界の人口を半分に減らす必要がある」

ビルダーバーグ会議は、世界を陰で操る実力者たちの秘密会議だ。五四年から毎年一回、米国や欧州でいまも開催されている。彼が提案した人口削減計画は〝かれら〟に支持され、最終的に世界人口を五億人に減らすことで合意したという。

あのビル・ゲイツも、二〇一〇年二月の講演で人口削減を堂々と提案している。

「現在、世界人口は六八億で、九〇億へと向かっています。新たなワクチンや医療、生殖健康サービス（中絶など）を本当にうまく使えば、おそらく一〇〜一五パーセントは減らせるでしょう」

「世界人口は、少なくとも半分に減らすべきである」

この発言の主は、ロックフェラー財閥の一員、ニコラス・ロックフェラー。知人の映画プロデューサー、アーロン・ルッソが、このせりふを直接聞いたと告発したのだ。ところが告発からわずか半年後、〇七年八月に、ルッソは不可解な死をとげている。

米国の公文書にも「世界人口（有色人種）削減ウィルス計画」が記録されている。そこには、CIAの極秘作戦によってアフリカの黒人間に不信感や敵意を持たせる――つまり黒人どうしを争わせ、殺し合いをさせようという計画や、政府機関によって米国の黒人の活動を抑制するといった人種差別的な政策もある。さらにNASA（米航空宇宙局）も、二〇〇〇年一〇月に人口削減をうたった「未来計画文書」を公表している。

アイク氏は怒りの声を挙げる。

「大規模な間引きだ！　そのために、ワクチンの義務化、強制化が行われている。医者たちは、毎日のように世界中で人を殺し、重症を負わせている」

まさに正義の怒りだ。彼のあらゆる著書はその熱意で貫かれている。

「それでも大衆は、彼らを〝専門家〟とありがたがって、毎日のように病院や診療所の前に行列をつくる」

大衆の心の叫びを、アイク氏は皮肉まじりにこう描写する。

「先生、ありがとう！　本当に感謝しています。殺してくれ！」

第6章

医療マフィアが推進する「人口削減計画」

ウィルスもワクチンも「生物兵器」だ

一九七二年、衝撃的な文書が暴露された。WHOの内部文書だ。

なんとそこには、「ワクチンの形態をした生物兵器を開発する」という極秘プロジェクトの内容が詳述されていた。人々の健康を守るはずの組織で、ひそかに生物兵器の開発が計画されていたのだ。

その〝生物兵器〟のメカニズムは次のとおりである。

①ワクチンで人体の免疫系を破壊しておく
②ワクチンでさまざまなウィルスに感染させる
③サイトカイン・ストームを引き起こす
④免疫異常によって死にいたらしめる

この〝殺人計画書〟は、米国のジャーナリスト、P・ジョーダンによって発見された。WHOの「人類の健康を守る」というスローガンは表の顔で、真の狙いは「人類を削減する」こと——それが一目瞭然である。じつに巧妙な仕掛け罠というしかない。

もちろんこの極秘計画は、WHOの研究者だけで考案したものではない。WHOを操る黒幕が別にいる。そもそもWHOを創設したのは、あのロックフェラー財団なのだ。このことを忘れてはならない。国際連合の専門機関というと、いかにももっともらしく聞こえるが、結局は〝かれら〟の走狗でしかない。

エイズやSARS（重症急性呼吸器症候群）といった感染症ウィルスも、遺伝子組み換えによって開発された生物兵器である。このことは、研究者の間ではもはや常識である。

そのエイズやSARSを予防するとして開発されたワクチンまで、生物兵器として仕組まれていた。どれだけ巧妙なマッチポンプなのか……。この悪魔的な計画について、母里博士にうかがった。

筆者——ウィルスが生物兵器として使われている？

母里——たとえば、天然痘は根絶宣言されています。しかし、研究所などには天然痘ウィルスがいまでも保管されています。それが外に漏れたり、盗まれたりした場合にそなえ、

ワクチンも存在するのです。日本でも、一八九七年に制定された伝染病予防法の改正時に根絶宣言されたので、天然痘という言葉じたい一度なくなりました。ところが九・一一後に予防接種法が改正され、天然痘という言葉が復活しています。

筆者——つまり、生物兵器として使われることを想定し、警戒している？

母里——そのとおりです。新型インフルエンザ流行のときも、政府は危機管理の予算でワクチンを緊急輸入した。私たちは厚労省に出向いて「新型インフルエンザの流行はもう終わっている。ワクチンなどいらない」と抗議しました。すると担当者は、「これは感染症対策ではない。危機管理だ」とはっきりいいました。

筆者——恐ろしい話だ。

母里——厚労省の方は「日本は危機管理がなってない。平和ボケしている」といっていました。天然痘も、新型インフルエンザも、すべて生物兵器の話につながっていると思います。

筆者——鳥インフルエンザは、遺伝子組み換えでつくられた生物兵器といわれている。

母里——いわれていますね。うわさが飛びかっている。

筆者——マッチポンプ？

母里——そうかもしれない。ワクチンメーカーは、表向きは病気を防ぐためといっていま

すが、戦時中の七三一部隊の思想と通じています。


かつてリビア国家元首だったカダフィ大佐は、国連演説で次のように先進国を非難した。

「新型インフルエンザ・ウィルスは、軍事目的の生物兵器だ！」

このとき先進各国の首脳たちは、ぞろぞろと途中退席している。みな呆れたようなポーズをとっていたが、隠ぺいしてきた極秘情報が国連の席で暴かれたことにおびえたのだ。

大佐はリビア国家元首を四〇年間つとめ、アフリカ連合議長にもなった英傑だった。しかし二〇一一年、先進国の仕掛けたクーデターでなぶり殺しにされてしまったのは、記憶に新しいところだろう。

四〇年前に起こった「ニセ豚インフル」騒動

何がなんでも、人類という〝家畜〟にワクチンという毒エキスを注入したい――その欲望を満たすべく、ロックフェラー財閥を頂点とする医療マフィアたちは、さまざまな策を弄してきた。

　ところが、中にはあまりにお粗末なケースもあった。その最たるものが、七〇年代、米ジェラルド・R・フォード政権下で起きた〝珍事件〟である。そのペテンぶりはめちゃくちゃだった。

　当時、米国政府は「豚インフルエンザが流行っている！」と、全米に警報を発した。それを政府は〝大虐殺〟と命名。「ただちに豚インフルエンザの予防接種を！」と、ヒステリックに国民に呼びかけた。

　次はユースタス・マリンズ氏の証言だ。

「〝大虐殺〟と呼ばれるかぜが流行したとき、フォード大統領は全国キャンペーンを展開して、国民に予防接種を受けさせた。じつは、この計画を裏で操っていたのは大手製薬会社で、彼らはこの計画のおかげで一億三五〇〇万ドル（約一三五億円）の利益を得た」

　まさに荒稼ぎである。ところが――。

「実際には、この病気にかかっていた者など国内にひとりもいなかった！」

　存在しない〝幻の感染症〟に、巨額の国家予算が投入されたのだ。そのカラクリは次のとおり。

　当初〝かれら〟は、豚が感染するインフルエンザを予防するために、この〝豚インフルエンザ・ワクチン〟をつくった。ところが、ワクチンを打った豚の多くが衰弱して死んでしまった。養豚業者は怒り、ワクチンの買い取りを拒否した。

困ったのは製薬会社である。大量の在庫が残ってしまったからだ。そこで彼らは恐るべき妙案を思いついた。

「もし養豚業者たちがこのワクチンを豚に注射しないのなら、人間に注射すればいいではないか」

このようにして、ワクチン注射の矛先はすべての米国民に向けられた。

ところが、そんな〝かれら〟の恐ろしい陰謀に反旗をひるがえした勇気ある公僕がいた。FDAワクチン管理局の局長、アンソニー・モリス博士である。

「安全な豚インフルエンザ・ワクチンなどあるはずない。なぜなら、この病気にかかっている患者はどこにもいないからだ。だから実験のしようもない！」

さらに、博士は声明を発表した。

「豚インフルエンザ・ワクチンなど、まったく効果がない！」

その瞬間、博士はFDAを解雇された。

しかし、この告発で、豚インフルエンザ・ワクチンに多種多量の有害物質がふくまれていることが露見した。見つかったのは、ウィルス性異種たんぱく粒子、ホルマリン（発がん物質）、鶏卵幼胚の残渣物（かす）、サッカロース（しょ糖）、スィーモロサル（有毒水銀誘導体）、ポリソルベート（合成界面活性剤）など、およそ八〇種類にのぼる。正体は八〇種類近い毒物の混合物なのだ。〝重大副作用〟や死者が出ないほうがおかしい。

ＦＤＡを突然解雇されたモリス博士を、その後も苛酷な運命が襲う。解雇直後、「特別処理班」が出動。博士が使っていた四カ所の研究室をいっせいに襲った。研究室には、博士の主張を立証する多くの実験動物が残されていた。「特別処理班」は、即座にこれらの動物たちを殺処分した。さらに博士の研究記録もすべて没収、焼却した。まるで映画のワンシーンのようだが、すべて事実である。

しかし、モリス博士の命をかけた告発は、すぐに皮肉な形で証明された。製薬会社にかつがれたフォード大統領が、キャンペーンのために全国行脚を重ねているさなか、ワクチンの副作用被害が報告され始めたのだ。わずか二、三カ月の間に、ワクチン接種によるまひ症状を訴える被害者が多数現われ、製薬会社に突きつけられた賠償請求額は、合計一三億ドル（約一三〇〇億円）にも達した。

しかし〝かれら〟は、こんな詐術を弄した。薬害でしかないまひ症状に「ギラン・バレー症候群」という〝原因不明〟の病名をつけ、ワクチンが原因ではないとごまかしたのだ。

こうした詐術はそれ以前にもたびたび行われていた。たとえば、先述したスペインかぜである。ワクチン接種によって変異した凶悪インフルエンザを世界中に爆発流行させた〝かれら〟は、「スペインかぜ」という病名をねつ造してごまかした。

ワクチンの後遺症に別の病名をつけて、原因不明の病気に仕立て上げる——死神たちの悪知恵は底なしである。

恐怖の「マイクロチップ」埋め込み計画

この豚インフルエンザ騒動を、もう少しくわしく振り返ってみよう。

騒動の発端は、一九七六年、米軍基地内でひとりの若い兵士が死亡したことだった。死因は、新型インフルエンザ（H1N1）への感染とされた。ここぞとばかりに、米国政府はWHOとCDCを焚きつけ、この新型インフルエンザが米国全土だけではなく、世界中に大流行する危険があるとあおった。

「全国民は予防接種を！」

ときのフォード大統領は全米に訴え、大々的にテレビCMを流してキャンペーンを展開した。

さらにドナルド・ラムズフェルド大統領首席補佐官（のちのジョージ・W・ブッシュ政権での国防長官）は、全国民に対する「強制接種」措置に着手した。

その結果、約四六〇〇万人が、安全性すらわからない、本来は豚用の豚インフルエンザ・ワクチンを、なかば強制的に接種された。そして、判明しているだけでも約四〇〇〇人が〝重大副作用〟を発症し、約五〇人が死亡した。この惨憺（さんたん）たる結果を受けて、ワクチン接種は即座に中止された。しかし、亡くなった犠牲者はもう帰ってはこない。

しかもその後の調査で、驚くべき事実が判明した。政府もマスコミも、ヒステリックなほど新型インフルエンザの危険性をあおっていたにもかかわらず、国民の誰ひとりからもこの新型ウィルスが検出されなかったのだ。モリス博士の「この病気にかかっている患者はどこにもいない」という発言は正しかったのだ。

さらに、新型インフルエンザで亡くなったとされていた兵士も、その後の調査で普通の季節性インフルエンザだったということが判明。要するに、新型インフルエンザの大流行そのものが起きていなかった。大山鳴動（たいざんめいどう）してネズミ一匹すら出なかったのである。

また、当時のCDC所長は、広告代理店と手を組み、モハメド・アリといった著名人の名前を利用し、「彼らもワクチンを打ったのだから、国民も打つように」とあおっていた。ところが七九年、CBSテレビのドキュメント番組『60ミニッツ』で、この宣伝がまったくのウソだったことが明らかにされた。まさに恥の上塗りである。

すべてが政府、研究機関、製薬会社、そしてマスコミによるでっち上げだった豚インフルエンザ騒動。しかし、〝かれら〟は性懲りもなく、〇九年、まったく同じような「ニセパンデミック」を仕掛けた。米国政府と国際連合を動かし、またも「豚インフルエンザが流行している」というニセ情報を流布したのである。マスコミもこの詐欺に荷担し、今度は米国のみならず、世界中を巻き込む豚インフルエンザ騒動へと発展した。

こうして、地球規模のワクチン接種計画は遂行された。翻訳家、為清勝彦氏は自身のウェブサイトで次のように述べている。

「この人類削減・心身まひ化を目的とする生物兵器戦（どちらかといえば情報戦の様相を呈しているが）、もしくは世界中の人々に対する一斉注射攻撃の宣戦布告となったのが、WHOが二〇〇九年六月一一日、午後六時にジュネーヴで行ったパンデミック（フェーズ6）宣言であった」

ニセパンデミックの扇動にひと役買っているのは、ここでもWHOである。世界中のマスコミが、発表をそのまま垂れ流す。人々はパニックになり、ワクチンへと殺到する。まさに〝かれら〟の狙いどおりである。

同年一一月、FDAは四社の豚インフルエンザ・ワクチンを認可した。まさにシナリオどおりである。

このワクチンの毒性もすさまじい。

「妊婦に接種すると、流産・先天異常のおそれ」

「安全チェックは、メーカー社員が七日間行ったのみ」

「乳幼児は、ほかのワクチンと同時接種すると危険」

ところが当のＷＨＯが、以下の公式見解を発表しているのだ。

「新型インフルエンザ・ワクチンに関して、〝有効〟とするデータはない」

この凶悪な計画に、良心的ジャーナリストや研究者たちは、いっせいに反発。オーストリアのジャーナリスト、ジェーン・ブルガマイスター女史は、豚インフルエンザ騒動は製薬会社の金銭的利益だけではなく、やはり人類を〝間引き〟するための大量殺戮が目的であると鋭く指摘している。

それと同時に、恐ろしい懸念も表明している。予防接種と同時に、マイクロチップの埋め込みが行われているというのだ。まるでＳＦ映画のようだと冷笑する向きもあろう。しかしすでに医療現場では、さまざまな種類のマイクロチップ埋め込み手術が、ごく当たり前のように行われている。べつに不可能でもなんでもない。

マイクロチップ技術の進化は信じられないほどだ。砂粒どころか、粉ほど小さい〝パウダーチップ〟まである。これなら注射によって注入されても、本人はまったく気づかない。

野生動物の保護や観察の際、個体識別のためにチップを埋め込むことも、ごく普通に行われている。環境省は「危険動物へのチップ埋め込みマニュアル」まで作成している。これを「危険人物へのチップ埋め込み」と言い換えると、じつにわかりやすい。

勇気ある女性ジャーナリストの告発

ここで、本書でも何度か登場しているジェーン・ブルガマイスター女史の偉業について紹介しよう。

二〇〇九年、彼女は以下の人物、および組織を、ＦＢＩ（米連邦捜査局）に告発した。ＷＨＯ、国際連合、バラク・オバマ米大統領、デイヴィッド・ロスチャイルド、デイヴィッド・ロックフェラー、ジョージ・ソロス……ほか多数。

彼女は告発の理由として、「彼らは致死的なワクチンで人口の間引きを策略している。その事実を突き止めた」と発表。こうして現代の世界を支配する〝闇の支配者〟たちが、白日の下に引きずり出された。それもたったひとりの女性の手によって……。彼女の勇気ある真っすぐな生き方に圧倒される。

彼女によれば、鳥インフルエンザ・ウィルスも、豚インフルエンザ・ウィルスも、ワクチンによる大量殺人を目的として、遺伝子組み換えによって開発されたものだという。

「米国の連邦政府、および州政府上層部とつながっている国際犯罪シンジケートは、人工インフルエンザ・ウィルスの世界的流行とワクチン強制接種により、米国民の大量殺戮を行うつもりである。それによって大量の死傷者を発生させて、米国の人口を減らし、国連とその加盟国軍(中国、カナダ、英国、メキシコなどからなる国連軍)に米国の統治を移そうとしている。バクスター社、ノバルティス社などワクチンメーカー、WHO、国連など、さまざまな組織があるひとつのシステムの一部として機能している証拠がある」

ここまで本書を読んだ方なら、彼女の告発にうなずくはずだ。ここでも手先として暗躍しているると指摘されているのは、製薬会社をはじめとしたビッグ・ファーマだ。彼女の告発は、手に汗握るほどスリリングである。

「そのシステムを指揮、統制する中核犯罪組織の作戦と資金提供により、人工ウィルスが開発、製造、流布され、生物兵器＝ワクチン接種を正当化しようとしている。その目的は、米国人を抹殺し、北米の資産、資源などを獲得することである。歴史的にも前例のない犯罪だが、動機は昔ながらの強盗殺人犯と同じである」

殺し、奪う。これほどきわめて重大な犯罪を、われわれは見逃してよいはずがない。アイク氏も次のように述べる。

「〇九年以降、世界中の人々にワクチンを接種するために、何百億ドル（何兆円！）もの巨額資金がバクスター、ノバルティスなどの企業に手渡された。戦争であれ、予防接種であれ、彼らの策略が絡んでいる限り資金が不足することはない。人間を殺すことは大きな〝市場〟になる。軍需産業に聞いてみればわかるだろう」

ワクチンに、なぜこれほどの巨額予算を投入するのか。普通の人なら首をかしげる。それはたんなる〝予防接種〟だと勘違いしているからだ。人口削減のための、一種の〝軍事作戦〟と考えれば納得がいくだろう。

「湾岸戦争症候群」の真相とは

一九九一年に起こった湾岸戦争。ここでもひそかにワクチン被害が発生していたことをご存じだろうか。

原因は、イラク軍による生物化学兵器の攻撃にそなえるという名目で、米国、英国、オーストラリアの兵士たちに打たれた「スクワレン」入り炭疽菌ワクチンである。スクワレンとは、五五ページで説明したように、不妊作用があるアジュバントだ。ＦＤＡでも認可されていない物質である。

兵士たちへの接種がウソではない証拠に、多国籍軍兵のほとんどからスクワレンに対する抗体が検出されたことが発覚している。要するに多国籍軍の兵士たちは、危険な戦地へ送られただけでなく、国際医療マフィアによる〝バイオテロ〟にもさらされたのだ。

ワクチン批判の第一人者である、オーストラリアのビエラ・シャイブナー博士は、スクワレンについてこう警告する。

「スクワレンは、湾岸戦争に従軍した兵士に認められる〝湾岸戦争症候群〟と呼ばれる反応の原因となっています」

兵士たちに現れた〝湾岸戦争症候群〟の症状は多岐におよぶ。リンパ節炎、関節炎、異常な脱毛、発疹、慢性疲労、慢性頭痛、めまい、衰弱、記憶喪失、発作、気分のムラ、精神障害、貧血、多発性硬化症、慢性下痢、寝汗、微熱……枚挙にいとまがない。患者数は二〇万人以上。すでに一万六〇〇〇人以上が死亡している。

ところが、多国籍軍兵の中でもフランス兵だけは被害をまぬがれた。なぜなら彼らは、この

〝人体実験〟を断固拒否したからだ。いまでも、フランス兵にはこれらの症状はいっさい出ていない。

悲劇はシャイプナー博士の指摘した症状だけにとどまらなかった。若い兵士たちは故郷に帰還し、家庭を持った。そこでスクワレンの〝時限爆弾〟が思わぬ形で爆発した。帰還兵の子どもたちに、手足の欠損をはじめ先天異常が相次いだのである。その数、数千人。兵士たちが打たれたワクチンには、明らかに催奇形性があった。

戦地に送り出された若者たちには、サダム・フセインを倒すということ以外に、役割がもうひとつあったのだ。それが、この新型ワクチンの〝人体実験〟だった。副作用はいまもなお、帰還兵たちを苦しめ続けている。

かつて米国の『ライフ』誌で、この〝湾岸戦争症候群〟が特集されたことがある。私はいまもその表紙が目に焼きついて離れない。海兵隊の制服に身を包んだ若い父親が、先天性四肢異常の幼い息子を抱き締めた写真だった。彼のまなざしには、絶望と悲しみが宿っていた。それは、一度は忠誠を誓った祖国に対する無言の抗議のように思えた。

ファシズムは〝忍び足〟で迫ってくる

現在、米国の子どもは最大三五回のワクチン接種を義務づけられている。その中には、一一三種類の病原粒子、五九種類の化学物質、四種類の動物細胞がふくまれている。

「予防接種を受けない子は、学校に来てはいけない」

米国の子どもたちは、このような恐るべき圧力を受けている。インターネットには、次のような保護者の叫びも。

「ほかの子どもの安全のために接種を受けなければならない、という洗脳活動が行われています。彼らは、接種を受けないことが犯罪であるかのように非難します。しかし私は、接種を受けさせることじたいが犯罪だと思います」

ワクチン強制接種がくわだてられているのは、米国だけではない。欧州フランスでも、例外を認めず、国民全員にワクチン接種を強制しようとする極秘計画が進行していた。その内容が詳述された内部文書が暴露されたのだ。

すでに文書はフランス各地の行政機関、司法当局などに届けられており、厚生大臣をはじめとした閣僚の署名も確認されている。また、同様の文書が、WHOの全加盟国（一九三カ国）にも流されたという。

その内容は戦慄のひと言である。

①政府は医療従事者、医学生、軍の衛生兵へのワクチン接種を強制できる。
②国内全域に「予防接種センター」を設置。医師の関与はいっさい認めない。
③子どもに対して特別チームを組み、学校で接種ができるようにする。

この計画をくわだてたのは、当時の大統領、ニコラ・サルコジである。アイク氏によれば、彼はイスラエルの秘密警察、モサドの元工作員だという。

「全国民にワクチン接種をさせるためには、自主的に接種を受ける人を大幅に増やす必要がある。そのためには、接種を拒否する人を疎外し、悪者扱いし、社会全体の利益にしたがうべきだと攻撃する必要がある。これこそ〝分断支配〟の典型例だ」

いわゆる〝全体主義者の忍び足〟という手法だ。ファシズムは、じわり、じわりと段階をへて迫ってくる。気づいたときにはもう手遅れだ。

その動きは世界中を席巻している。

・米国

就学前の児童に公的予防接種を受けさせることを、法律で義務づけている。マサチューセッツ州では、新型インフルエンザ・ワクチンを拒否すると、一日一〇〇〇ドルの罰金と三〇日の勾留が課される。そのほか、強制接種法がいくつかの州で論議されている。

・英国

すでに一八五三年から、ウェールズ全土で天然痘予防接種が法的に義務づけられている。違反者には罰金が課される。

・フランス

新型ワクチンを全国民に強制接種させる法案を準備中。

・オーストラリア

予防接種が法的に義務化されている。自分の子どもへのワクチン接種を拒否した夫婦が、警察の捜査をのがれ逃亡。世界的ニュースになった。

・日本

戦後、ワクチン接種は法的に定められた義務だった。それが一九七七年に改定され、罰則が廃止。九四年には「義務」から「奨励」に変更された。予防接種法には、「対象者は、予防接種を受けるようにつとめなければならない」とある。

米デトロイトでは、生徒が豚インフルエンザ・ワクチンを接種すると、〝ごほうび〟にピザをプレゼントしていた。行政がピザ・チェーンと手を組み、接種率八〇パーセント以上のクラスに、全員ぶんのピザを提供するという制度だ。

当然、真の狙いは、自主的に接種を受ける人を大幅に増やすためである。手を替え、品を替え、〝かれら〟もよくやるものである。

もっと露骨なやり方もある。米マサチューセッツ州議会上院は「インフルエンザ・パンデミック法案」を可決。感染症の流行が発生したとき、州知事の独断で、次のような権限を州衛生局長、警察、医療関係者らに与えるという。もちろん、〝流行〟がねつ造されたものであろうと関係ない。

①人々に予防接種を強制する権限

②礼状なしで個人宅に立ち入る権限

③人々を強制隔離する権限
④隔離命令の違反者を令状なしで逮捕する権限
⑤法律違反者に、一日一〇〇〇ドルの罰金、または投獄を科す権限

まさにファシズム以外の何ものでもない。

同様の法律は米国各州に広がっており、フロリダ州、ワシントン州、アイオワ州、ノースカロライナ州でも可決。それどころではない。アイク氏は「世界中で同じことが計画されている」という。

むろん、日本も対岸の火事ではすまない。何しろ日本は戦後ずっと欧米の〝被占領国〟である。英国が種痘を廃止してから三〇年以上、有害無益な接種を強要されてきたのだ。

われわれは、その歴史を忘れてはならない。

第7章

子どもたちの命と未来を守るために

医療の「九割」がなくなれば健康になる

米国人の死亡原因、第一位はなんだと思うだろうか。答えは「医者」である。ニューヨークのNPO法人「米国栄養研究所」の創立者であるゲーリー・ヌル博士の試算によれば、その死者数、年間およそ七八万人。二位の心臓病、七〇万人を超えている。まさに〝医療殺戮〟である。ワクチンもその一環でしかない。

米国のロバート・メンデルソン医師は「民衆のための医者」と呼ばれ、親しまれた小児科医である。著書『医者が患者をだますとき』（PHP文庫）は、本国で三〇万部を超えるベストセラーとなった。

彼はワクチンのみならず、現代医療すべてに批判の矢を向ける。

「現代医学の神は〝死神〟である」

現代医学は、死神が支配する〝宗教〟へと堕落している。病院は〝死の教会〟であり、患者は死神の祭壇に捧げられるいけにえにすぎないと博士は断罪する。

博士は、現代医学で評価できるのは、緊急救命医療のみだという。しかし、それは医療全体の一割にすぎない。残り九割は慢性病を対象としている。そして慢性病に対して行われている対症療法、薬物療法、その場しのぎの手術などは無力であるうえ、深刻な副作用によって患者を死なせている。

「地上から九割の医療が消えれば、人々は間違いなく健康で、長寿で、幸福な人生を送ることができる。それは私の信念である」

その根拠のひとつに、イスラエル全土の病院でストライキが行われたときのデータがある。なんとストライキ期間中、全国の死亡者数が半減したのだ。そしてストライキが解除されたとたん、死亡者数はもとに戻った。

「医者はストライキを続けるべきだ。永遠に……」

メンデルソン医師は、病院という名の〝死の教会〟で行われている聖水の儀式があるという。通常の教会で信者たちにまかれるのは〝清めの水〟だ。しかし〝死の教会〟でまかれるのは〝毒の水〟である。具体的には次の四つだ。

①予防接種（ワクチン）

②フッ化物添加された水

③静脈内注入液（点滴・輸血）
④硝酸銀

これら四つは、すべて安全性が疑わしいので使うべきではないと、メンデルソン医師は断罪する。その〝毒の水〟の筆頭に挙げられているものこそ、予防接種なのだ。

〝死の教会〟の司祭、ロックフェラー財団

ユースタス・マリンズ氏は、著書『医療殺戮』で次のように述べる。

「危険性への警告や反対意見をすべて無視しながら、これら四つの聖水を、全米国民に義務化するために、一九世紀の全期間にわたって奮闘したのがロックフェラー財閥だった」

〝死の教会〟の頂点に君臨する最高権力者こそロックフェラー財閥である。マリンズ氏は名指しで批判している。死神を崇拝し、人々に毒をばらまく――まさに「悪魔」と呼ぶのがもっともふさわしい。

〝死の教会〟は、聖なるワクチンによってのみ感染症をまぬがれることができると宣伝する。そうすれば医学の奇跡がもたらされ、生涯、その感染症にかからなくなると高らかにうたう。私たちはみな、その教えを疑うことすらできない。だからこそ〝宗教〟なのである。

そもそも人の体には、病気に対抗するための免疫機能が生まれつきそなわっている。それを医学的には「恒常性維持機能」（ホメオスタシス）と呼ぶ。この機能は私たちに「自然治癒力」（ナチュラルキュア）をもたらしてくれる。

マリンズ氏は、予防接種をこのメカニズムに逆行する行為だと批判する。実際、近代から現代にかけての世界の医学は、こうした自然治癒力を活かした〝真の医学〟を攻撃、弾圧し、悲劇の道を突き進んでいる。

それもロックフェラー独占体制がもたらしたものである。〝かれら〟は、利権の臭いに敏感な生きものだ。その鋭敏な嗅覚は、かつてはジェンナーが試みた種痘という手法に反応した。

「これは莫大な富をもたらす！」

悪魔の濡れた瞳が暗く光った。あとは蛇が獲物を呑みこむようなもの。自らの医療独占体制に組み込むのに時間はかからなかった。こうして多くの予防接種プログラムが、現代医学の治療法として確立したのだ。

そして、それは複頭の大蛇のように、今日も世界中の人々の生き血を吸っている。

若者の「突然死」はなぜ起こるのか

「近年、まだ若いのに突然死する人が多くなった」

こう指摘するのは、予防接種の権威である英国の医師、ハーバート・スノー博士だ。博士が懸念する若者の突然死とは、次のようなケースだ。

「とくに、宴会やパーティのあとに、心臓発作で亡くなる例が多い。こうした突然死のうち約八〇パーセントは、子どものころに受けた予防接種が原因であると私は確信しています。予防接種が原因で、長じてから重い心臓病になることはよく知られています」

これこそまさに、体内に埋め込まれた〝時限爆弾〟。しかも、証拠はいっさい残らない。急死した若者のもとへ検死官が駆けつける。その死因が子どものときに受けた予防接種であるとは、誰ひとり気づきはしないだろう。

ユースタス・マリンズ氏は次のように述べる。

「スノー博士の警告は、医学の教科書にも、健康に関する本にも載っていない。定評ある医師が発するこの警告を、できるだけ多くの人々に知らせるべきである」

前出のメンデルソン医師は、ワクチンが心臓病のひとつである大動脈弁狭窄（きょうさく）症を引き起こすと警告している。

「ワクチンにふくまれる各種添加物も問題だ。それ以前に微弱化した菌を体内に入れることじたいが危険である」

ワクチンは、正体不明の添加物が約一〇〇種類近くも配合されている。体内に注入されれば、それら毒物の相乗作用によって何が起きても不思議ではない。米国の内科医、バート・クラッセン博士は、小児糖尿病の七九パーセントはワクチンが原因であると、自身の疫学研究をもとに告発している。

それだけではない。近年、問題となっている「乳児突然死症候群」（ＳＩＤＳ）も、ワクチンが原因になっているとの報告がある。すでに海外では、専門家によって正式な疫学調査も行われている。

一方、日本では、これまでなんの対策も講じられてこなかった。ところがヒブ・ワクチン、および小児用肺炎球菌ワクチン接種により、二八名の乳幼児が死亡。こうした悲劇の多発により、ようやく厚労省も重い腰を上げた。

二〇一二年、「ワクチン接種と乳幼児の突然死に関する疫学調査評価検討会」が発足。小児ワクチンと乳児突然死との関連について、初の疫学調査が始まった。同年一二月には全国調査に着手している。とはいえ、例によってあまりに遅い対策ではないか。

ワクチンを拒否した人はがんにならない

予防接種と発がんの関連性を指摘する医者は多い。米インディアナ州のW・B・クラーク博士もそのひとりである。

「がんという病気は、種痘が強制される以前は、ほとんど知られていませんでした。これまで私は少なくとも二〇〇人のがん患者を診てきましたが、全員が種痘を受けていました。一方、種痘を受けていない患者のうち、がんになった人はひとりもいません」

じつに驚くべき証言である。種痘――つまり天然痘の予防接種は、予防するはずの天然痘を爆発的に増やすだけではなかった。さらに、がんをも多発させる疑いが濃厚なのだ。

この事実に、マリンズ氏も驚きを隠せない。

「ついにわれわれは、米国がん協会が巨額の研究費と長い年月をかけて追い求めてきたものを手に入れた。これこそ、徹底調査すべき大発見ではないか」

現代医学に〝洗脳〟された医師たちからは、「そんなの、なんの根拠もありませんよ」という冷笑が返ってきそうだ。だからこそマリンズ氏は「徹底調査すべき」と主張しているのだ。種痘を受けた群と、受けていない群を比較した、本格的な疫学調査を実施すべきだ。そうすれば、ワクチンと発がんの関連性が立証されるだろう。

ワクチンの「医薬品添付文書」を見ると、その多くにホルマリンが防腐剤として配合されている。これは、れっきとした発がん物質だ。ワクチン接種とは、公然と発がん物質を体内に注入する行為なのだ。

同様の告発はまだまだある。米バージニア州のヘンリー・R・バイビー医師だ。

「予防接種は、病気や健康被害の一番大きな原因になっています。がん、梅毒、口唇（こうしん）ヘルペスなど、多くの疾患の直接の原因は予防接種です」

やはり、彼もがんも予防接種が原因だと言いきっている。

「医療関係者は、この〝サービス〟をほどこすことで報酬を得るだけでない。彼らにとって〝素晴らしい〟将来の患者をも生産している」

バイビー医師は、ワクチンが〝時限爆弾〟であることを、しっかり見抜いている。

サンフランシスコの医師、J・M・ピーブルス博士は次のように糾弾する。

「予防接種は、たんに成長期の子どもたちの健康に重大な脅威をもたらすだけではない。米国市民の医療選択の自由を踏みにじる、暴虐行為の最たるものである」

「天然痘を予防するという〝奇妙な信仰〟のために、人間の血液を獣から抽出したリンパ液で毒する。まさに一九世紀最大の汚点である」

悪魔に屈する臆病な医者たちばかりではない。彼らのように、正義に生きる医者も少ないとはいえ存在するのだ。

闇に葬られた「予防接種禁止条例」

嘆いているだけでは未来は見えてこない。マリンズ氏は希望も与えてくれる。

「いまではほとんど失われているが、はるか昔、米国人の自由を守る気概が強かった時代は、専制的な中央集権政府が子どもたちに恐ろしい暴力行為を強制しようものなら、各地で反対の声が挙がったものだ」

その輝かしい例が、一九〇九年、マサチューセッツ州議会が提出した「強制予防接種禁止条例」である。その第一条は次のとおりだ。

「いかなる教育委員会、公衆衛生局、公共委員会も、予防接種を子どもあるいは成人に対して強制することや、あらゆる公立・私立の学校で生徒または教師に在籍の前提条件として強制することは、違法行為とみなす」

なんと誇り高い条文だろう。邪な陰謀から人権と健康を守る、不退転の気概が伝わってくる。予防接種の害を熟知した医師が立案したのだろう。しかし当時においてさえ、すでに〝かれら〟はこの条例を葬り去るだけの力を持っていた。マリンズ氏は次のように述べる。

「条例案は票決にさえ付されなかった。ロックフェラー組織犯罪集団は、全米すべての州議会を支配するため『州連絡会議』をシカゴに設立。以来、この連絡会議の命令にしたがわない州議会はひとつも出ていない」

同じ支配構造を、いまや〝かれら〟は地球規模で張り巡らせている。

ワクチン強制に対し、勇気を持って立ち向かった人々はほかにもいる。米国のチャールズ・M・ヒギンズという人物は、私費二万五〇〇〇ドル（約二五〇万円）を費やして世界各国からデータを収集し、一九二〇年、その結果を『Horrors of Vaccination Exposed And Illustrated（予防接種の恐怖をあばく）』（未邦訳）という著書にまとめた。その結論は衝撃的だ。

「この一五年間、ニューヨークでは、種痘接種による死亡者数が、天然痘じたいによる死亡者数を上回っている」

彼はこの衝撃の事実をニューヨーク州や市保健局に突きつけ、回答を求めた。しかし、行政当局は固く沈黙を守ったまま。答えられるわけがない。役人たちもまた、目に見えない〝闇の力〟に操られているからだ。

ちなみに、日本における勇気ある告発者といえば、本書でたびたび登場してくださっている母里啓子博士をおいてほかにいない。

「人類支配」はこうして行われている

「石油を掌握するものは国家を操作できる」

「食糧を支配するものは、人口を調節できる」

「金融を掌握する者は、すべてを支配できる」

リチャード・ニクソン政権時の米国務長官であり、現代史の舞台裏で暗躍してきたヘンリー・キッシンジャーの言葉だ。これこそ世界支配における〝三つの要諦〟である。

現代の地球を支配する者は誰か。ひと言でいえば、米英アングロサクソン支配層である。その内実を描いたのが、米国のジャーナリスト、ウィリアム・イングドールの代表作である『完全支配』（全三巻、徳間書店）だ。第一巻は「石油・戦争」編、第二巻は「食糧・医薬」編、第三巻は「金融・詐欺」編という構成になっている。

ワクチンの問題を考えるうえで参考になるのは第二巻だ。そこには「ワクチンによる人口調節」という、この本でもくり返し述べてきた恐るべき陰謀が告発されている。「人口調節」とは、ずばり「人口削減」のことだ。

いまや、世界の富の大半は一パーセントの超富裕層が所有している。そして残りの九九パーセントの人々を支配している。その頂点に立つのがメジャー（巨大資本）である。すでに現在の地球は、次の「三大メジャー」にほぼ完全支配されている。

①石油メジャー
②金融メジャー
③軍事メジャー

石油メジャーはロックフェラー家、金融メジャーはロスチャイルド家が掌握し、軍事メジャーはこの二大巨頭が分割支配している。キッシンジャーの言葉を借りるまでもない。世界はこの二大メジャーに〝完全支配〟されているのだ。

フリージャーナリストのベンジャミン・フルフォード氏は、米国政府の内部公文書に「世界人口の八割を減らす」と明記されていたことを告発している。彼がこの計画をすっぱ抜いたとき、私はこう尋ねた。

「僕たち有色人種はどうなるの？」

彼は手を振りながら言ってのけた。

「殺されるに決まってるじゃん！」

人口削減という身の毛のよだつ計画の根底には、白人の「優生思想」がある。

優生思想は、一九二〇年代の米国に起源を持つ。それが欧州に渡り、ナチスドイツを経由して、第二次世界大戦後は「遺伝子工学」と名を変えた。それが現在にいたるまで受け継がれている。

優生思想にもとづく人類浄化、つまり人口削減が「遺伝子工学」の根底に流れている。それは遺伝子組み換えを利用したワクチンにもいえるし、遺伝子組み換え作物についてもいえる。ちなみに、世界の遺伝子組み換え作物の九割を掌握するモンサント社も、ロックフェラー財閥の子会社だ。

生物兵器「鳥インフルエンザ」の猛威

イングドール氏は、一九九七年の鳥インフルエンザ騒動も、WHOぐるみのやらせだったと暴露している。前出のデーヴィッド・アイク、ジェーン・ブルガマイスターらが指摘したように、インドール氏もまた、鳥インフルエンザ・ウィルスは遺伝子組み換えによってつくられた人工ウィルスだと断じているのだ。識者の間では、もはや常識ともいえる。

○九年三月、メキシコでインフルエンザ症状を訴える人々が続出した。CDCは、患者から検出されたウィルスを徹底的に調査。その年の四月に重大発表を行った。

「流行しているのは、H1N1型インフルエンザである」

かくして、全世界を巻き込んだ鳥インフルエンザ・ウィルス騒動の火の手が上がった。

マスコミの大々的な報道によって、〝かれら〟のもくろみどおり世界中がパニックにおちいった。感染者の急速な拡大に、メキシコ政府はすべての学校を休校とし、米国でもテキサス州の全学校が休校となった。人々はわれ先にとワクチンを求めた。

この騒ぎのさなか、鳥インフルエンザ〝ばらまき疑惑〟を告発する証言が飛び出した。

「H1N1型は、世界のどこにも発見されていないまったくの新種です。このウィルスは、以前から研究所内で培養されていたものなのです」

テキサス州、ダラス保健所のジョン・カルロ博士が、公式な記者会見で述べた内容である。鳥インフルエンザはなんらかの意図で製造され、時期が来るまで研究所の中で培養、保管されていたのだ。当然、記者会見場は騒然となった。

では、なぜパンデミックにいたったのか。それは何者かがばらまいたからである。

〇八年には、インドネシア保健省のシティ・F・スパリ大臣が、決定的な告発書を出版した。タイトルは『鳥インフルエンザ、背後の〝神の手〟』（未邦訳）。インドネシアでは〇九年六月の時点で、鳥インフルエンザによる死者が一一五人に達し、世界でも最悪の被害を受けていた。

この本では、米国とWHOが鳥インフルエンザの流行を利用して利益を得ようとする、国際規模の陰謀に荷担していると痛烈に批判。さらに、次のような内部告発もしている。

「インドネシアが米国に提出したH5N1型ウィルスのサンプルが、軍事兵器の開発施設に転送されている」

米国の生物兵器製造計画まで暴露しているのだ。政府中枢にいた人物が、米国とWHOを名指しで批判する。なかなかできることではない。しかし、米国をはじめ世界のマスコミは、この勇気ある告発書の存在すら黙殺したままだ。

生物兵器といえば、SARSも記憶に新しい。〇二年一一月、中国広東省から始まったこの感染症は、たちまち全世界をパニックにおとしいれた。

特徴は、三八度以上の高熱が続くこと。重篤化すると、自力呼吸が不可能となり死にいたる。患者からは、コロナウィルスが検出された。しかし遺伝子配列が、通常のコロナウィルスと比較して四〇〜五〇パーセントも異なっていた。研究者たちは口をそろえて「これほどの変異は自然界では起こりえない」と断言している。

決定的な証言をしたのが、ロシア医学アカデミーのセルゲイ・コレスニコフ博士だ。この特異なウィルスは、ある条件のもとに行われる実験でしかつくることはできないという。そして、こう結論を述べる。

「SARSは、はしかとおたふくかぜ、この二つのウィルスを人工的に合成したものと考えられます」

いったいなぜ、こんな恐ろしいものをつくるのか。目的はただひとつ、生物兵器としか考えられないだろう。

科学者によるこうした証言があるにもかかわらず、やはり世界のマスコミは「人工ウィルス説」を完全に無視した。なんらかの大きな闇の力が働いたことは間違いない。鳥インフルエンザと同じである。

「エイズ・ウィルス」も人工的につくられた

エイズ・ウィルスもまた、米国軍部が開発した生物兵器である。

著書『悪魔の遺伝子操作』(徳間書店)でこの衝撃事実を解明したのは、独フンボルト大学のヤコブ・ゼーガル名誉教授と、その妻リリー博士だ。

エイズ・ウィルスの開発が行われたのは、一一九ページで紹介したフォート・デトリックだ。七三一部隊ときわめて深い関係のある研究所である。エイズ・ウィルスは、遺伝子組み換えによって製造された、初めての人工ウィルスともいわれている。

完成したウィルスは、生物兵器としての性能を試すため、刑務所に服役中の囚人たちを使って人体実験が行われた。ところが〝効果〟は微熱が出る程度。毒性が弱く、軍事利用には向かないと判断された。実験は打ち切られ、囚人たちは釈放された。

それからおよそ一年後のこと。世界初のエイズ患者がニューヨークで発見された。この人工ウィルスは潜伏期間がきわめて長かったのだ。囚人たちの中には同性愛者や、注射器を使う麻薬の常習者も多く、感染はどんどん拡大した。

米軍当局は焦った。エイズ・ウィルスの開発は、超極秘の軍事機密だったからだ。そこで苦肉の策として、エイズはアフリカのミドリザルが由来の風土病だという、まったくのつくり話をでっち上げた。

恐ろしいのは、そのニセ情報を補強するため、エイズ・ウィルスを混入した天然痘ワクチンを、予防接種と称して何百万人ものアフリカ人に注射したことだ。かくして米軍のもくろみどおり、アフリカ大陸でエイズ患者が爆発的に発生。アフリカで最初にエイズ患者が現れた場所は、天然痘ワクチンを集団接種した場所と一致している。

この事実を追及されたWHOは、エイズ・ウィルスに〝汚染〟された天然痘ワクチンが存在することを公式に認めた。九二年、ビル・クリントン政権時には、このエイズ入りワクチンを世界中から回収するよう指示が出されている。しかし、それが生物兵器であるとは認めようとしない。「誤って混入した」という苦しい弁明に終始している。

さらに恐ろしいのは、ウィルスの製造にかかわった科学者や内部告発者が次々に消されていることだ。何者かに殺害されたり、事故や病気で不審死したり、失踪したりしている。このことが真相究明をさらに困難にしている。

政治権力と結託した巨大製薬マフィアは、それくらいのことは平然とやる。その心も凍るような現実を描いたのが、二〇〇五年に公開された英国映画『ナイロビの蜂』だ。国際製薬メジャーの裏側を知ってしまった弁護士の妻が惨殺され、真相を追う外交官の夫も陰謀に巻き込まれていく。必見の映画だ。

日本でも同様の悲劇が起きている。それが、七〇年代後半から八〇年代にかけて発生した「薬害エイズ事件」だ。エイズ・ウィルスが混入した血液製剤を投与された血友病患者、約一八〇〇人が感染し、うち六〇〇名以上が命を落としている。

結局、人為ミスとして片づけられ、和解が成立した。しかし、不可解だ。当時から、血友病とエイズの関連を指摘する声は多数あり、すでに安全な加熱製剤の治験も行われていた。つまり、ほとんどの専門家はエイズ感染の危険を承知していたのだ。

そこには、明らかな〝殺意〟がある。薬害エイズ事件も、世界各地でひそかに実行に移されたエイズ拡大作戦の一環ではなかったのか。その目的はいうまでもない。世界規模の人口削減である。

さらに巨大製薬マフィアたちは、このパンデミックを利用してひと儲けしようと試みた。すなわちエイズ・ワクチンの開発である。治験には数千人のボランティアが参加。いわば合法的な人体実験が行われた。しかし、結局このワクチンに予防効果はないとされ、計画は頓挫している。

ところが事態はそれだけで終わらなかった。このワクチンは予防どころか、エイズの感染リスクを高めることがわかった。治験は、米国、ペルー、ブラジル、ハイチ、ジャマイカ、南アフリカ共和国といった国々で実施された。つまりこれらの国々に、治験によってエイズに感染させられた人たちが多数いると推測されるのである。

もし本人が感染に気づいていなかったとしたら……エイズ禍はじわじわと拡大していくだろう。事態は深刻である。

一九二八年に締約されたジュネーヴ議定書の正式名称は、「窒息性ガス、毒性ガスまたはこれらに類するガスおよび細菌学的手段の戦争における使用の禁止に関する議定書」という。その名の通り、エイズ・ウィルスのような生物兵器は〝人道に反する〟として国際的に禁止されている。むろん、米国も締約国として調印している。

しかし、それは建前にすぎない。米国だけではない。この条約に調印したどの国も、おそらくひそかに生物兵器、化学兵器の研究を続行している。知らぬはその国の国民のみである……。

恐怖をあおりワクチンを売りまくる

これらニセパンデミックに共通するのは、人々の恐怖心につけ込んでいることだ。『The Great Bird Flu Hoax（鳥インフルエンザのデマ）』（未邦訳）の著者で、医師のジョゼフ・マーコラ博士は告発する。

「すべてに共通するのはただひとつ、拡散という恐怖である。米国のジョージ・W・ブッシュ大統領は、鳥インフルエンザで少なくとも二〇〇万人が死ぬ。最悪、米国だけで二〇〇万人が死ぬと述べ、パニックを蔓延させた。この大ウソは、米国が即座に八〇〇〇万人ぶんのタミフルを購入することにつながった」

インフルエンザの特効薬とされているタミフルの副作用は、すでに多くの人が知るところだろう。脳中枢に作用する危険薬であり、自殺、幻覚、呼吸まひなどで死亡例が続出。それだけにとどまらない。博士は次のような恐ろしい陰謀も告発している。

「タミフルは多量の〝人種絶滅薬〟が入った、悪魔のインフルエンザ・ワクチンだった」

人種絶滅薬とは、五六ページで紹介した「ポリソルベート80」のこと。それが、メルク社の子宮頸がんワクチンより一〇〇倍も多く配合されているという。要するに、タミフルを飲むと子どもができなくなるおそれまである。

この仕組まれた鳥インフルエンザ騒動で、ちゃっかり荒稼ぎした御仁がいる。ジョージ・W・ブッシュ政権下で国防長官をつとめた、ドナルド・ラムズフェルドだ。本書では一八二ページに続いて二回目の登場である。

かつてラムズフェルドは、タミフルの特許を持つギリアド・サイエンシズ社の会長をつとめていた。ブッシュ政権入閣のためその職を辞したものの、同社の大株主であり、鳥インフルエンザ流行の際は、同社株式の高騰によって莫大な富を築いた。さらに、米軍兵士用として五八〇〇万ドル（約五八億円）ぶんのタミフルを購入したとも報道されている。

日本でも、当時の総理であった小泉純一郎が、米国に尻尾を振った。厚労省は「新型インフルエンザ対策行動計画」を緊急発表。日本人の二五パーセントが罹患、死亡者は六四万人に達する可能性があるとあおった。

国民は恐怖におののいた。まさにマーコラ博士のいう〝拡散という恐怖〟である。小泉内閣は閣議決定のみで数百億円の血税を投入、二〇〇六年度中にタミフル備蓄を完了した。一説には、世界のタミフルの九割が日本に集中したという。副作用の問題が危険視され、世界中からボイコットされたタミフルを、小泉内閣は国費で大量購入したのだ。まさに、属国根性丸出しである。

WHOは一貫して「大流行を阻止するにはワクチン接種しかない」と喧伝し続けてきた。しかし、一方でこんな事実がある。

「ビタミンDには、ワクチンの五倍ものインフルエンザ感染予防効果がある」

この意外な事実は、すでに科学的に証明されている。〝世界保健機関〟という立場にあるWHOも、当然知っているはずだ。それなのに、この有効な対策を世界の人々に勧めたことは一度もない。

なぜなら、安価なビタミンDでは儲からないからだ。この一事をもってしても、WHOが誰の利益を最優先しているか、はっきりとわかる。

猛毒ウィルスをワクチンに混入？

二〇〇九年、衝撃ニュースが流れた。ワクチンに、ひそかに超強毒ウィルスが混入されていたというのだ。それも、インフルエンザ・ワクチンに、強毒性の鳥インフルエンザ・ウィルスが潜んでいた！

以下は、カナダの新聞『トロント・サン』紙のスクープ記事の要約である（二月二七日付）。

「バクスター社は、季節性インフルエンザ・ワクチン（H3N2）の中に、まったく無関係で、不活性処理もしていない、強毒性の鳥インフルエンザ・ウィルス（H5N1）を混入させていた。この事実は、ワクチンを購入したチェコの研究者が試験用のイタチに注射したところ、全頭死亡したことから偶然に発覚した。このことを報道したチェコの新聞に対し、当初バクスター社は企業秘密だとして回答を拒否。しかし、のちに〝人為的ミス〟であったことを認めた」

しかし、これらウィルスをとり扱えるのは、空気感染防止措置が必要とされる「BSL」（生物危険度）レベル3という安全基準で厳重管理されている特殊な施設のみだ。市販のワクチンに本物のウィルスを混入する〝人為的ミス〟など絶対にありえない。つまり〝故意に混ぜた〟……。

なぜウィルスをばらまかずに、ワクチンに混ぜる必要があったのか。じつは、この強毒性ウィルスは、自然感染ではうつりにくい。ところが、ワクチンを使って直接体内に注入すると、ほぼ確実に発病するのだ。致死率はなんと六〇パーセントである。

この〝致死性ワクチン〟は、すでに世界一八カ国に輸出されていた。もしチェコの研究者が気づかなかったら……と思うとゾッとする。おそらく、あのスペインかぜをしのぐほどの爆発的パンデミックを引き起こしたのではないか。数億人規模のおびただしい犠牲者を産み、世界の人口削減に大いに貢献したことだろう。〝かれら〟の人工抹殺計画は、瀬戸際で食い止められたのだ。

ワクチンを製造する製薬会社ですら、その正体が生物兵器であることをなかば認めている。たとえばメルク社の責任者は、あるテレビ番組で、「ずっと以前から、がんウィルス（SV40など）を混ぜている」と語っている。インタビュアーは、カナダのトロント大学で教授をつとめる医学史の権威、エドワード・ショーター氏。あまりにセンセーショナルな内容だったせいか、番組は途中で打ち切られた。

なぜワクチンに、危険ながんウィルスを仕込まねばならないのか？　いうまでもなく、接種者にがんを多発させ、世界人口を削減するためである。

世界にばらまかれている殺人ウィルス

ワクチンに仕込むのではなく、ウィルスそのものをばらまくケースも多数ある。

作家、菊川征司氏の『インフルエンザをばら撒く人々』（徳間書店）には、次のような指摘がある。

「二〇〇四年九月から〇五年にかけて、アジアかぜウィルス（H2N2型）が〝誤って〟世界中の研究所に送られるという事件が起きました」

米オハイオ州のメリディアン・バイオサイエンス社が、五〇年ほど前に流行したH2N2型ウィルス株を、米国内および世界のウィルス研究所に発送したことを認めたのだ。告発したのは、カナダの国立微生物学研究所。同社は告発に対して「危険はないと勘違いをした」と必死で釈明している。

ところが、このウィルス株は、先ほどのウィルス入りワクチンと同様、「BSL」レベル3の施設で管理されていた。それほど感染力の強い凶悪ウィルス。どう考えても「危険はない」はずがない。

それ以前に、人類に惨禍をもたらすウィルスを扱う専門家が「勘違い」といういい訳で許されるわけがない。そこには明らかに別の意図が働いている。

「メリディアン・バイオサイエンス社の〝勘違い〟によって、約五〇年の長い間、世界中に存在しなかったウィルスが、研究所の試験官から外に放たれた」

さらに、同様の流出事件が続発する。〇八年一二月、米イリノイ州に本社を置くバクスター社の〝手違い〟が露見した。なんと、H5N1（トリ感染ウィルス）、H3N2（ブタ感染ウィルス）、A型ウィルス（ヒト感染ウィルス）の三種類のウィルスが入った〝ワクチン原料〟が、世界一八カ国のバクスター社の研究施設に送られたのだ。

この深刻なできごとも、カナダ国立微生物学研究所によって公表された。バクスター社は「手違いだった」と弁明に追い込まれた。しかし、「手違い」でこんなことが起こるだろうか。ここでも別の意図が働いていると考えるほうが自然である。

世界各地に殺人ウィルスを届ける真の意図とは何か？　いうまでもない。ばゝゝゝらまくためである。

菊川氏は次のように危惧を述べる。

「どちらの事件も、製薬会社の〝ミステイク〟で不問に付され、大手マスコミはまったく問題にしていません。しかし、同じことが以前にもあった可能性は大いにあり、将来にも絶対に起きないとは言いきれない」

ワクチン詐欺のルーツはナチスにある

ベンジャミン・フルフォード氏は著書『人殺し医療』（ベストセラーズ）で、現在のワクチン詐欺のルーツはナチスにあると分析している。そして、根本的なイデオロギーには「優生学」が存在すると指摘する。

「優生学とは、生まれつき優生、劣生が決まっているとし、劣等民族や劣等な遺伝子は間引く必要がある、という狂信的な思想である。当然、まともな医療体制が生まれるはずはない。ナチスの医療マフィアにとって西洋医学は妥当なものであった。西洋医学は病気を敵として認識する。ゆえに敵である患部を、強力な化学物質という武器を用いて徹底的に破壊する。鋭いメスで敵をえぐりとる。抗がん剤という毒ガスを使用して敵をつぶそうとする。敵さえ倒せば、味方が死のうが、その場所で使用不能になろうがかまわないという発想なのだ」

……まさにそのとおりである。

「ナチス医療マフィアと結びついた西洋医学が、それまでの医療体制をつぶし、排除してしまった。西洋医学は、医療ギルドという軍隊組織がもとになっており、そのためほかの組織に対する攻撃力も強い。いまの医療体制は軍事独裁体制となんら変わらず、戦争中のナチスドイツの状況とまったく同じである」

九・一一、米国同時多発テロ事件の大陰謀以降、米国は急速に右傾化している。事件直後に成立した愛国者法はどんどん拡大強化され、すでに逮捕礼状なしで、警察官が「怪しい」と思っただけで検挙・拘束できるまでになっている。自由と人権の国だった米国は、もはや過去の幻想でしかない。

〝かれら〟が目指す「新世界秩序」とは、まさに自由を徹底的に奪い、人権を徹底的に弾圧することによって成立する。それはナチス的な世界である。

ナチスは議会を自ら爆破し、その罪を共産党になすりつけ、反対する者たちを徹底的に弾圧、排除、虐殺して独裁政権を築いた。一方、ジョージ・W・ブッシュ政権は、ニューヨークの世界貿易センターを自ら爆破し、イスラム過激派によるテロだと叫んだ。そして中東に戦争を仕掛け、かの地を蹂躙(じゅうりん)した。まさに、ナチスの手法そのものである。

ワクチンの問題も、まったく同じ構造であることを忘れてはいけない。遺伝子組み換えによって製造したウィルスを自らばらまき、パンデミックの危機をあおる。反対や疑問の声は封殺し、生物兵器であるワクチンを打ちまくる。そんなことを世界規模で行っているのだから、ヒトラー並みに悪質だ。

米国は、真の狙いをごまかすためにグローバリズム推進をうたっている。真の狙いとは、早くいえば全世界を「米国化」することだ。それはとりもなおさず、全世界を「ナチス化」することだともいえる。

そのとき、人類は完全に家畜となる。地球は丸ごと〝人間牧場〟と化すのである。

殺人飛行機雲「ケムトレイル」の恐怖

みなさんは「ケムトレイル」をご存じだろうか。空から飛行機を使って、細菌、ウィルス、化学物質をばらまく極秘の軍事行動である。その攻撃対象は、なんと自国の国民たち。いったい、なんのために？　初めて知った人なら絶句するに違いない。

この極秘作戦には軍部、政府、製薬企業の三者がかかわっている。軍部の目的は、生物兵器の実験。政府の目的は、人口削減。製薬企業の目的は、病気をつくり、薬を売って利益を得ること。まさにワクチンの目的と同じではないか。

軍部は空からバリウム、アルミニウム、インフルエンザ・ウィルスなどを大気中に散布する。バリウムはうつ病、アルミニウムはアルツハイマー病の原因となる。インフルエンザ・ウィルスは凍結のうえ、人工繊維に付着させて散布している。

ウィルスをばらまくことで、人々の間に感染症が流行する。それは、その後のワクチン大量接種へとつながる。感染症とワクチンの害によって、政府は思うまま人口を削減できる。

製薬会社はワクチンや医薬品を売ることで、莫大な利益が転がり込む。ワクチンには不妊剤や、病気を生み出すウィルスが混入している。人口削減はさらに進む。

こうしてエンドレスの仕掛け罠が国民を襲い続ける。

前出『THINKER』は、次のように記す。

「英国では二〇〇二年に、国防相が四〇年にわたり国民を標的にした細菌散布実験を行ってきたことを認める声明を出しています。これは、英国自由民主党議員ノーマン・ベーカー氏が市民からの要求にしたがい、ケムトレイルについて、政府に対し再三にわたって回答を求める行動を起こした結果、引き出せた公式声明なのです。この内容は『オブザーバー』紙が二〇〇二年四月二一日に報道しました」

ケムトレイルというと、トンデモ陰謀論だと冷笑する向きもあろう。しかしこのように、英国政府は公式に存在を認めている。四〇年にわたって行われた、自国民へのバイオ・テロ――

それを国家が認めているのだ。

公開された報告書には、過去の生物兵器の実験の詳細が記されていた。それによれば、英国政府は一九四〇年から七〇年代までの四〇年間、旧ソ連のバイオ・テロ対策の名目で、国民を対象に生物兵器実験を行ってきたという。まさに国民へのバイオ・テロだ。

なのに、世界のメディアは、いっさいその事実を報道しない。いや、絶対できない。九・一一の報道でもわかるように、世界のメディアもまた〝闇の力〟に完全支配されているからだ。むろん、米国の属国である日本も完全に情報統制されている。

しかし、欧米にはケムトレイルに反対する市民団体が数多く存在する。これが日本と少々異なるところだ。彼らは果敢に、政府を批判。ポスターを作成するなどして、広く市民に呼びかけている。

「ケムトレイルを止めろ！」

「空を見上げて！」

「インターネットでケムトレイルと検索しよう！」

まさに、生死をかけた必死の呼びかけである。

ケムトレイルによる人類抹殺計画は、対岸の火事ではない。日本でも、すでに実施されている。自衛隊か米軍、あるいは両者の共同作戦であろう。空を見上げてほしい。縦横に幾筋も走る異様な飛行機雲が見えたら、それがケムトレイルだ。

驚愕の〝地球ハイジャック計画〟

あなたは「アジェンダ21」をご存じだろうか。一九九二年、ブラジルのリオ・デ・ジャネイロで開催された地球サミット（環境と開発に関する国際連合会議）で採択された、全四〇章にもおよぶ行動計画である。

名目上は「持続可能な開発を実現するため」とされる。地球環境を保護するために全世界がひとつになった、希望あふれる計画に思われた。しかし、真の狙いは恐るべきものだった。以下に、いくつか列記してみよう。

- **大幅な人口削減**
- **国家主権の崩壊**
- **資産の平等化（全奴隷化）**

・私有財産の廃止
・政府による子どもの養育
・政府による職業供与
・行動の規制
・居住の限定
・教育の低下

わが目を疑う項目が並ぶ。デーヴィッド・アイク氏は、この計画を〝地球ハイジャック計画〟と呼び、すでに国家規模、世界規模で行われていると指摘する。

見逃せないのは、全四〇章の中に「大幅な人口削減」という項目が存在することだ。これで得心(とくしん)がいった。ワクチンによる人口削減は、このアジェンダ21の行動計画の一環でもあったのだ。すでに二〇年以上前から規定されていた！

われわれの自由と権利はどうなる？　この問いに対して、アジェンダ21のフロント組織である地域環境イニシアティブ国際委員会の副会長、ハービー・ルービンは、次のように迷いなく答えている。

「個人の権利は、全体のことを考えて、遠慮してもらうことになる」

米バラク・オバマ政権で、大統領補佐官（科学技術担当）をつとめているジョン・P・ホルドレンという男はさらに悪質だ。世界一の大国の政府中枢にいながら、「地球に最適な人口は一〇億人である」と堂々と主張している。

ホルドレンが七七年に著した共著、『エコサイエンス』（未邦訳）では、その具体的な方法まで提案している。

- **食糧、飲用水への不妊剤の混入**
- **投薬による大規模な不妊化**
- **強制的な妊娠中絶**
- **政府による新生児の没収**
- **妊娠を防ぐ体内インプラントの埋め込み**

まさに悪魔的な〝間引き政策〟である。それを米国の大統領補佐官が、堂々と著書で主張しているのだ。

もはや〝かれら〟は、悪魔と取引をしているとしか思えない。こうしてワクチンの深い闇をのぞいていくと、そこには人間の所業とは思えぬ地獄のような光景が広がっているのだ。私たちはこの現実を直視しなければならない。

そして、私たちは目覚め、この戦慄の現実をまわりの人々に伝えなければならない。たとえ小さな声でも、振りしぼって伝えなければならない。

それが、私たちの子どもや孫を救い、未来を救う一歩となるのだ。

あとがき

〝洗脳支配〟から目を覚まそう！

「まさか……」

この本を読み終えても、まだ半信半疑の方がいると思います。私ですら、取材・執筆の過程で、何度も信じられずに頭を振ったのです。

ワクチンが生物兵器――こんな恐ろしいことがありうるのだろうか？

人類を一〇億人に減らす――そんな悪魔のようなたくらみが実際に存在するのだろうか？

しかし、取材を進めれば進めるほど、悪夢は現実のものとなって迫ってきます。

「小さなウソはすぐにばれるが、大きなウソは永遠にばれない」

こう言ってのけたのは、かのアドルフ・ヒットラーです（『我が闘争』より）。

世界は見えない大きな力によって支配されている――こういうとすぐに〝陰謀論〟と揶揄（やゆ）し、冷笑する人たちがいます。

その気持ちもわかります。誰でも醜いものは見たくない。怖い話は聞きたくない。おぞましいことは口にしたくない。

なぜなら、不快になるからです。胃のあたりがムカーッとしてきます。首筋がカーッと熱くなります。頭がボーッとのぼせたようになります。

「うるさい！　聞きたくない！　デタラメいうな！」

気づいたら、血相を変えてどなっている自分がいます。

なぜ、これほど不快になったのか。それは、あなたの認識が混乱したからです。認識の混乱は、同時に「生理の混乱」を引き起こします。すると、交感神経が緊張します。交感神経が緊張すると、〝不快ホルモン〟と呼ばれるアドレナリンが分泌されます。

アドレナリンは、毒蛇の三〜四倍もの毒性を持っているといわれています。その毒が、血液に乗って私たちの体内を駆けめぐります。だから、不快になるのです。

私たちは、いわゆる〝常識〟にしたがって社会生活をいとなんでいます。〝常識〟とは、すなわち先入観のこと。文字どおり、脳の引き出しに最初に入れた〝観念〟が先入観です。

観念とは、早くいえば脳を動かすソフトウェアのこと。そのプログラムにしたがって、私たちは日々を暮らしています。しかし、そのプログラムと異なった情報が入力されると、脳は混乱します。すると緊張や不快が生まれ、反射的にその情報を否定するのです。

こうして私たち人間は、先入観という〝常識〟を守っているのです。先入観はいつしか〝固定観念〟になります。すると、もはやテコでも動かなくなります。

地球を支配する「闇の勢力」が、ワクチンという生物兵器で人口削減を図っている。人類は〝かれら〟巨大メジャーによって飼われている家畜である。

初めて聞く人にとっては、驚天動地の話でしょう。「なんというでたらめを！」「不安をあおるんじゃない！」――こんなふうに、ムカムカしてきたかもしれません。それは、あなたの〝常識〟が揺らいだからです。

では、あなたの〝常識〟は、どのように形成されたのでしょう。それは外部からの情報です。具体的には、教育とメディアによって入力された情報です。

逆にいえば、教育とメディアさえ操作できれば、人々の〝常識〟は自由にコントロールできるということです。人間は〝情報の動物〟といわれています。〝情報〟をあやつることができれば、人間を思いのままにあやつることだってできるのです。

これを俗に、「洗脳」あるいは「マインドコントロール」と呼びます。

脳の引き出しに入っている「先入観」、つまり常識をリセットしなければ、新しいソフトを入れることはできません。きっと本書で、あなたのワクチンに対する常識は崩壊したでしょう。現代医療に対する信頼も崩壊したはずです。それはある意味で、絶望的とも思えます。しかし、その瓦礫の中から希望の芽が大地に息吹き、大きく空に向かって育っていくのです。

それこそが、あなたの脳を動かす「新しいソフトウェア」なのです。


ワクチンや、医薬や、メスや、放射線などに頼る現代医学は、いま音を立てて大崩壊しています。地球規模の狡猾な詐欺や、悪辣な殺戮が、これ以上許されるはずがありません。

医療崩壊の地平の彼方には、未来の新しい医療の光明が輝いています。それは大自然という宇宙が私たちに与えてくれた、生命力を真に生かす医学です。

本書をその「真の医学」にいたる、ささやかな道標にしていただければ幸いです。

船瀬俊介

おもな参考文献

『医者が患者をだますとき』ロバート・メンデルソン著、弓場隆訳（PHP研究所）
『医療殺戮』ユースタス・マリンズ著、天童竺丸ほか訳（面影橋出版）
『ムーンマトリックス――ゲームプラン篇』①、②／デーヴィッド・アイク著、為清勝彦訳（ヒカルランド）
『ロックフェラーの完全支配』全三巻／ウィリアム・イングドール著、為清勝彦訳（徳間書店）
『インフルエンザ・ワクチンは打たないで！』母里啓子（双葉社）
『インフルエンザをばら撒く人々』菊川征司（徳間書店）
『マスコミとお金は人の幸せをこうして食べている』THINKER（徳間書店）
『患者見殺し医療改革のペテン』崎谷博征（光文社）
『ワクチンは安全か』黒川正身（大月書店）
『世界医薬産業の犯罪』ハンス・リューシュ著、太田龍訳（三交社）
『医学不要論』内海聡（三五館）
『さらば、かぜ薬』臼田篤伸（三一書房）
『「薬をやめる」と病気は治る』安保徹（マキノ出版）
『医者に殺されない47の心得』近藤誠（アスコム）
『ウィルヒョウの生涯』E・H・アッカークネヒト著、舘野之男ほか訳（サイエンス社）
『グレート・インフルエンザ』ジョン・バリー著、平澤正夫訳（共同通信社）
『気象兵器・地震兵器・HAARP・ケムトレイル』ジェリー・E・スミス著、ベンジャミン・フルフォード監訳

（成甲書房）
『人殺し医療』ベンジャミン・フルフォード（ベストセラーズ）
『これが「人殺し医療サギ」の実態だ！』ベンジャミン・フルフォード、船瀬俊介（ヒカルランド）
『薬は飲んではいけない⁉』船瀬俊介（徳間書店）
『病院で殺される』船瀬俊介（三五館）
『ザ・フナイ』二〇一二年七月号、二〇一三年七月号（メディア・パル）
『15年戦争と日本の医学医療研究会・会誌』（二〇〇六年五月）
『戦争と医学』第27回日本医学会総会出典「戦争と医学」展実行委員会・編（三恵社）
『医薬品副作用報告一覧』二〇〇四年四月〜二〇〇九年一一月（日本医薬情報センター）

ワクチン被害で亡くなられた、
すべての方のご冥福を心よりお祈りいたします。

——筆者

効果がないどころか超有害！
ワクチンの罠

2014年3月1日　第1刷発行
2015年3月19日　第3刷発行

著　者　船瀬俊介

編　集　石井晶穂
営　業　雨宮吉雄
　　　　江口真太郎
発行人　本田道生
発行所　株式会社イースト・プレス
　　　　〒101-0051
　　　　東京都千代田区神田神保町2-4-7久月神田ビル8F
　　　　TEL:03-5213-4700　FAX:03-5213-4701
　　　　http://www.eastpress.co.jp
印刷所　中央精版印刷株式会社

ISBN 978-4-7816-1126-6